CONSIDÉRATIONS

SUR LE

RHUMATISME ARTICULAIRE AIGU

ET SON TRAITEMENT

PAR

MARIE-ETIENNE-PAUL DESSALLE

DOCTEUR EN MÉDECINE

« Mutationes temporum maxime pariunt morbos, et in temporibus magnæ mutationes frigoris, aut caloris, et reliqua juxta rationem hoc modo. »
HIPPOCRATE, *Aphor.* I, Sect. III.

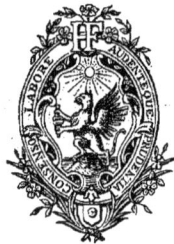

MONTPELLIER

IMPRIMERIE CENTRALE DU MIDI

(Hamelin frères)

——

1882

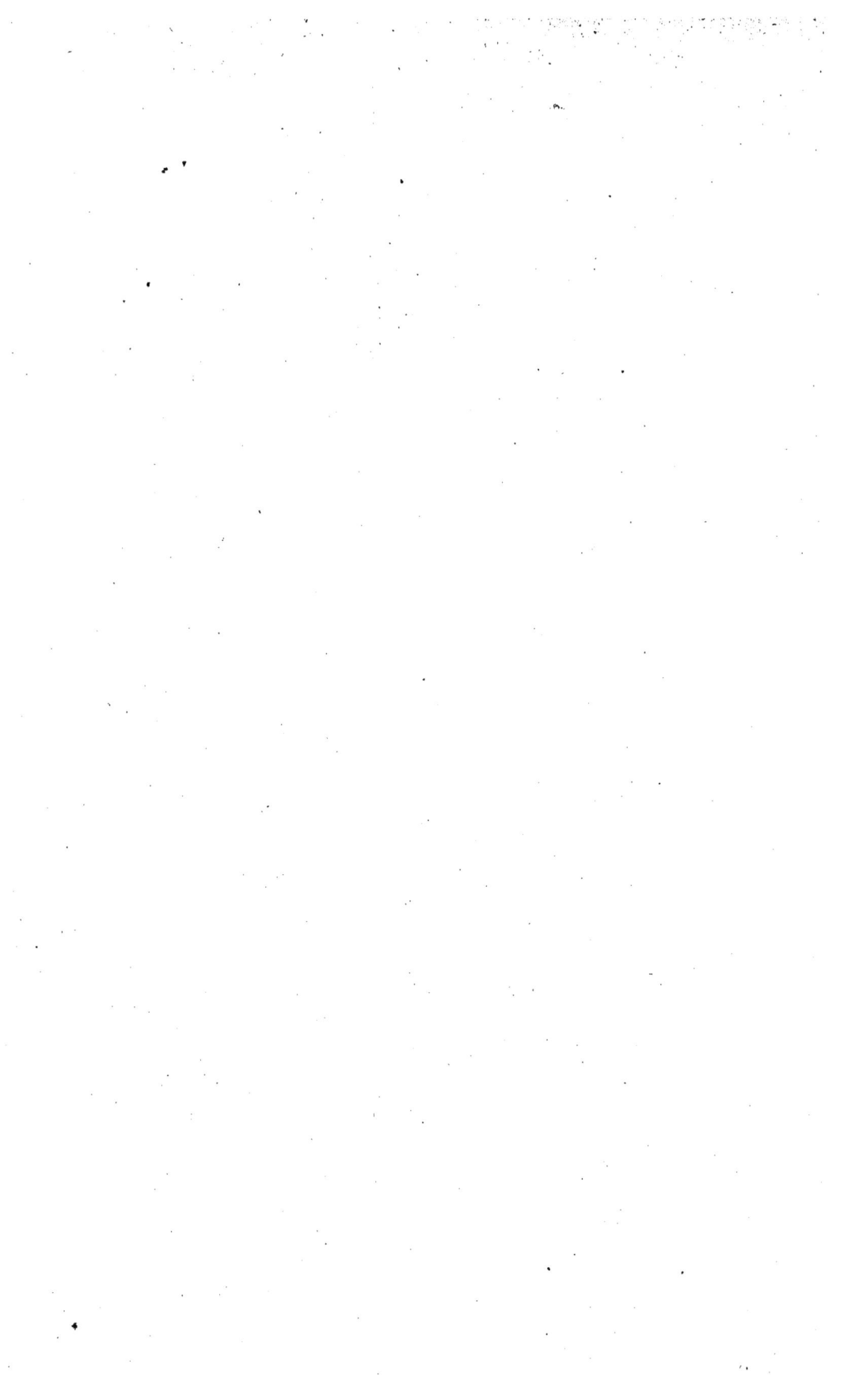

CONSIDÉRATIONS

SUR LE

RHUMATISME ARTICULAIRE AIGU

ET SON TRAITEMENT

PAR

Marie–Etienne–Paul DESSALLE

DOCTEUR EN MÉDECINE

« Mutationes temporum maxime pariunt morbos, et in temporibus magnæ mutationes frigoris, aut caloris, et reliqua juxta rationem hoc
modo.»

HIPPOCRATE, *Aphor.* I, Sect. III.

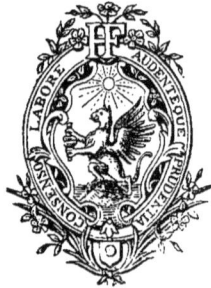

MONTPELLIER

IMPRIMERIE CENTRALE DU MIDI

(Hamelin frères)

—

1882

A LA MÉMOIRE DE MON PERE

A LA MÉMOIRE DE MA PAUVRE FEMME

A LA MEILLEURE DES MÈRES

A MES FRÈRES CHÉRIS, LOUIS ET CHARLES

A MON ONCLE JULES DESSALLE-TEISSERENC

Ancien magistrat

A MON COUSIN ET MAITRE

M. EUGENE AUZILLON

Professeur au lycée de Montpellier

A MON COUSIN ET MAITRE

M. le Docteur AUGUSTE BIMAR

Professeur agrégé à la Faculté de médecine de Montpellier

A TOUS MES PARENTS

P. DESSALLE

A la Mémoire de mon Grand-Oncle POUTINGON

Professeur à l'École de médecine de Montpellier

A la Mémoire de mon Grand-Oncle JACQUES LORDAT

Professeur et Doyen de la Faculté de médecine de Montpellier

A la Mémoire de mon Grand-Oncle le docteur BERTRAND

Médecin de la Grande Armée

A la Mémoire de mon regretté Cousin
le docteur HENRI KUHNHOLTZ-LORDAT

Professeur agrégé et Bibliothécaire de la Faculté de médecine de Montpellier

A la Mémoire de mon Maître regretté, le docteur MOUTET

Professeur de clinique chirurgicale et Médecin en chef de l'hôpital St-Éloi

P. DESSALLE

A MM. BOYER, COMBAL, ESTOR, JAUMES et GRASSET

Professeurs à la Faculté de médecine de Montpellier

A M. le docteur G. PECHOLIER

Professeur agrégé à la Faculté de médecine de Montpellier

A M. le docteur REGIMBEAU

Professeur agrégé à la Faculté de médecine de Montpellier

A TOUS MES MAITRES

P. DESSALLE.

MES EXCELLENTS AMIS ET CONDISCIPLES, LES DOCTEURS

Léon *FAISANT*, André *JOULLIÉ*,

Charles *AUSSILLOUX*, Louis *GINESTA*, Henri *LAMACHE*,

Louis *REDIER*, Ernest *SALZE* et Pierre *PY*

A TOUS MES AMIS

P. DESSALLE.

AVANT-PROPOS

Montaigne dit, dans ses *Essais :* « C'est sur les maladies les plus vulgaires que le médecin devrait de préférence fixer son attention ; il est plus important de les connaître et de les guérir que celles qui sont rares et singulières. »

Cette pensée nous a toujours vivement frappé par sa justesse et sa portée si éminemment pratique. C'est elle qui s'est présentée la première à notre esprit, lorsque nous nous sommes trouvé en face de la difficulté, bien grande, on le sait, pour l'étudiant arrivé au terme de ses études, de fixer un choix entre les innombrables questions qui peuvent faire l'objet d'une thèse.

Aussi nous sommes-nous déterminé à suivre le sage conseil de Montaigne, en choisissant pour notre dernier acte probatoire l'étude du rhumatisme articulaire aigu. Cet état morbide est, en effet, remarquable par sa fréquence ; le praticien est bien souvent mis à même de l'observer et de le combattre ; de plus, si la nature et l'art parviennent souvent à en triompher, il est reconnu que, dans bien des cas, soit en se transportant sur des organes importants, soit en s'associant avec d'autres états morbides, il peut faire courir au malade les plus graves dangers. Ces motifs, nous en avons l'espoir, paraîtront suffisants pour justifier notre choix.

Nous n'avons pas eu la prétention d'émettre, sur quelque point que ce soit de l'histoire du rhumatisme, des idées nouvelles ; notre but sera atteint si, par nos efforts, nous arrivons à montrer à nos Juges que nous nous sommes pénétré de leurs principes et que nous avons mis à profit leurs doctes leçons : *Nulla nova, nulla indicta; mihi satis erit si aliorum scripta sententiamve fideliter exposuerim.*

CONSIDÉRATIONS

RHUMATISME ARTICULAIRE AIGU

ET SON TRAITEMENT

HISTORIQUE

Le rhumatisme a-t-il été observé et étudié dès la plus haute anti-
quité ? Des opinions opposées ont été émises à cet égard : les uns ont
prétendu que les anciens connaissaient peu le rhumatisme, qu'ils
confondaient avec la goutte ; d'autres ont avancé que cette maladie
était décrite dans les livres des premiers médecins.

Nous pensons que cette dernière opinion a plus de fondement, car
on trouve dans les auteurs divers passages qui laissent bien peu de
doute sur ce point. Hippocrate a donné les caractères du rhumatisme
dans le traité *des Affections*, au chapitre intitulé : *de Stranguriæ,
Ischiadis, Arthritidis et Podagræ causis, signis et curatione.* « Quand
une personne est saisie d'une arthritis, dit-il, elle ressent des douleurs
dans les jointures, tantôt à l'une, tantôt à l'autre, accompagnées
d'une grande chaleur. Cette maladie attaque plus souvent les jeunes

que les vieux. Elle a lieu, ajoute-t-il ailleurs (1), lorsque la bile ou la pituite, mises en mouvement, se déposent sur une articulation : *Hic morbus ex bile et pituita oritur, quum agitata ad articulos decubuerint.* Personne ne refusera certainement de reconnaître que, dans ces pages de ses œuvres, le Père de la médecine n'ait voulu parler de l'état rhumatismal.

Celse a consacré trois chapitres du quatrième livre de son *Traité de médecine* à décrire la maladie des hanches, la douleur des genoux et les affections articulaires de la main et du pied.

Arétée a cherché à distinguer le rhumatisme de la goutte, et la distinction qu'il établit repose principalement sur le siége de la maladie.

Ces citations prouvent suffisamment que les anciens connaissaient le rhumatisme, mais il faut bien avouer qu'ils ne l'avaient pas assez distingué des autres états avec lesquels il a plus ou moins de ressemblance ; et c'est à la fin du XVIᵉ siècle, à Baillou, qu'il faut arriver pour avoir des données exactes et précises sur la maladie dont nous nous occupons.

« Baillou, que je regarde comme le plus grand des médecins qui ont » vécu dans ces derniers siècles, dit Barthez, a été le premier qui ait » séparé le rhumatisme de la goutte et indiqué la différence réelle de » ces maladies. Mais il a dit que le rhumatisme est congénère avec la » goutte, et paraît être une goutte universelle (2). »

Après Baillou, Sydenham a tracé fidèlement le tableau des symptômes et de la marche du rhumatisme.

Boërhaave, au déclin d'une première attaque de cette maladie, compulsa les auteurs et reconnut que l'Hippocrate anglais avait décrit très-fidèlement ce qu'il venait d'éprouver ; les autres, ajoute van Swieten, n'avaient rien dit de bon : « *Postquam parum remittere* » *incipiebat illud tormentum, evoluit auctores et vidit Sydenham no-* » *tasse illa quæ passus fuerat, reliquos vix quid bonæ frugis dixisse.* »

Hoffmann, Sarcone, Stoll, ne doivent point être oubliés dans l'énu-

(1) *De Affectionibus*, sect. III, chap. VIII.
(2) Barthez, *Traité des maladies goutteuses*, tom. I, pag. 289.

mération des grands médecins qui ont contribué à éclairer les divers points de l'histoire du rhumatisme.

Stoll (1) s'est particulièrement efforcé de distinguer l'inflammation rhumatismale. Les noms de Sauvages, Musgrave, Quarin, Cullen, etc., doivent aussi être honorablement mentionnés. Mais donnons une place importante à Barthez, qui, dans son savant *Traité des maladies goutteuses*, a consacré le livre second à l'étude du rhumatisme. C'est surtout par ce qui a trait à la thérapeutique que l'œuvre de Barthez se fait remarquer ; là sont établis des principes dont l'expérience journalière fait reconnaître l'excellence et le fondement.

Pour rendre complet l'historique du rhumatisme, il nous faudrait citer encore bien d'autres noms; mais nous nous sommes appliqué à ne citer que ceux qui se sont spécialement occupés de cette maladie. A ce titre, il serait injuste, bien que nous ne considérions pas comme fondées toutes les opinions qu'il renferme, de ne pas signaler le livre de Bouillaud : le *Traité du rhumatisme articulaire* est une application de la doctrine physiologique à l'affection rhumatismale; l'observation clinique a fait justice des idées exagérées qui y sont émises, néanmoins sachons reconnaître qu'il contient des documents précieux et dont nous avons le devoir de tirer profit.

(1) *Ratio medendi*, tom. I, pag. 79.

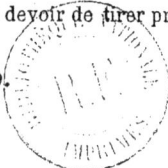

SYNONYMIE, DÉFINITION

Nature du Rhumatisme

Le mot *rhumatisme* dérive du grec ῥεῦμα, fluxion. Ceux qui ont considéré le rhumatisme comme une inflammation lui ont donné le nom
de *myositis* ou *myositie*. A cause des symptômes généraux dont il est
souvent précédé ou accompagné, on l'a désigné sous la dénomination
de *fièvre arthritique* ou *rhumatismale*. L'expression *arthritisme*, employée comme terme générique, est mauvaise, à notre avis, car elle ne
rappelle qu'un siége. On sait, en effet, que la fluxion articulaire peut
cesser tout à coup, et un organe important, tel que le cerveau, en devenir le siége en peu de temps. Nous en avons eu un bien douloureux
exemple naguère. C'est, en effet, victime de cette redoutable complication, qu'un des professeurs agrégés les plus sympathiques et les plus
distingués de notre École, vient de succomber, au cours d'un rhumatisme articulaire qui avait été précédé de douleurs vagues dans les
membres et le tronc.

Comme la douleur est le caractère prédominant de cette maladie, on
l'a souvent appelée douleur rhumatismale, *dolor rhumaticus*, *rhuma-
talgie*. Ce dernier mot rappelle le mot *rhume*, que l'on a confondu avec
le rhumatisme. L'étymologie de ces deux mots est la même ; il y a des
fluxions dans l'un et l'autre cas ; mais, ainsi que le disait M. le professeur Dupré dans une de ses cliniques, l'analogie n'est que super-
ficielle. La cause du rhumatisme est le froid humide permanent, tandis que celle du rhume est le froid et le chaud alternés. De plus, le
coryza se propage par continuité de tissus ; le rhumatisme, au contraire, a pour caractère de sauter, pour ainsi dire, d'une articulation à

l'autre. Baumes, dans sa *Nosologie*, l'appelle *crymodynie*, de κρυμός, froid, et de ὀδύνη, douleur. Pour toutes ces raisons, nous pensons qu'il vaut mieux adopter le terme *rhumatisme,* qui ne laisse rien préjuger ni sur le siége, ni sur la nature de la maladie.

Suivant sa localisation, le rhumatisme a été appelé *torticolis, pleu-rodynie, lumbago,* etc.

Comment définir le rhumatisme ? Un grand nombre d'hypothèses ont été émises touchant la nature de cet état morbide. Nous avons déjà vu qu'Hippocrate le faisait dépendre du transport de la bile ou de la pituite sur les articulations. Galien l'attribue à un affaiblissement général de la constitution et au dépôt des sucs excrémentitiels résultant de cette débilitation sur les parties extérieures. Faudrait-il admettre, avec Stoll, que le rhumatisme a pour cause prochaine une matière âcre et bilieuse portée à la superficie du corps? Nous n'en finirions pas si nous voulions énumérer toutes les hypothèses qui ont été inventées tou-chant la nature de l'affection rhumatismale. Qu'il nous suffise de dire que l'atonie ou le relâchement, la rigidité ou le resserrement des soli-des, ont été invoqués par les solidistes et les mécaniciens, comme l'épaississement du sang et de la lymphe, l'excès de sérosité, l'état d'acrimonie des liquides, l'ont été par les humoristes. En un mot, les théories sur la nature du rhumatisme ont varié avec les idées et les doctrines régnantes.

A ce point de vue, l'inflammation ne pourrait être oubliée ; elle présente d'ailleurs quelque analogie avec le rhumatisme ; aussi a-t-on rapproché ces deux états morbides et en est-on arrivé à attribuer au rhumatisme la dénomination d'*inflammation rhumatique.*

Mais cette inflammation doit-elle être considérée comme distincte, particulière, *sui generis ?* C'est ce que veut Selle, lorsqu'il dit que le rhumatisme produit, dans les parties musculeuses ou tendineuses qu'il affecte, une sorte d'inflammation particulière, dont le caractère n'est pas encore déterminé ni suffisamment distingué d'avec les autres espèces d'inflammation (1).

(1) Selle, cité par Barthez dans son *Traité des maladies goutteuses.*

Cullen admet une analogie complète entre la cause prochaine du rhumatisme aigu et celle des inflammations dépendantes d'un afflux du sang sur une partie du corps exposée à l'action du froid ; mais il ajoute que les fibres des muscles atteints par le rhumatisme semblent avoir aussi une *affection particulière*.

A son tour, l'illustre Barthez dit que le caractère particulier qui distingue l'inflammation rhumatismale des autres espèces d'inflammation consiste en ce que, dans le cas du rhumatisme, les fibres musculaires sont affectées, d'une manière plus forte et plus durable que dans l'état naturel et dans les autres sortes d'inflammation, par l'action de cette force vivante qu'il appelle *force de situation fixe* des molécules des fibres douées de mouvements toniques (1).

Que conclure de toutes ces théories? C'est qu'il est impossible de définir le rhumatisme d'après sa nature intime, puisqu'elle nous reste inconnue. Et, pour nous en tenir à l'observation rigoureuse des faits, nous dirons que le rhumatisme est une affection élémentaire générale, un état morbide spécial, inconnu dans son essence, qui détermine, d'ordinaire, sur le système séro-fibreux et musculaire, des fluxions douloureuses ayant une remarquable tendance à se déplacer subitement, n'aboutissant jamais à la suppuration et laissant intègres les parties primitivement atteintes.

(1) Barthez, *Traité des maladies goutteuses*, tom. I, pag. 312.

ETIOLOGIE

D'après ce que nous venons de dire, la cause prochaine du rhumatisme consiste dans un mode d'être spécial, dans une modification particulière de l'économie. Aussi, dans bien des cas, cet état morbide se déclare-t-il spontanément, sans qu'on puisse en rapporter la manifestation à aucune cause appréciable.

« Il existe, a dit Lordat (1), une sorte de maladies dont la cause se » trouve dans des modes inconnus de la nature humaine..... Il ne » nous serait pas possible de faire naître à volonté ces modes dans » l'agrégat vivant. Exemples : une épidémie insolite comme le choléra » asiatique, une épilepsie essentielle, la goutte, un rhumatisme aigu. »

Nous préférons l'opinion du professeur de Montpellier à celle de Hufeland, qui, dans son *Manuel de médecine pratique*, déclare que le rhumatisme peut naître sans prédisposition aucune, et qu'il n'y a point de maladie que l'on puisse plus souvent produire que celle-là. « L'homme le mieux portant, dit-il, n'a qu'à se placer dans un courant » d'air, au moment où il a le corps échauffé et couvert de sueur, pour » être aussitôt frappé de rhumatisme (2). »

Cette proposition ne nous paraît pas être d'accord avec les faits.

En dehors de la cause essentielle, il est, nous devons le reconnaître, des circonstances individuelles ou extérieures dont on ne peut contester l'influence sur le développement de l'état rhumatismal, et ce sont ces circonstaces que nous allons passer en revue.

(1) Lordat, *de la Perpétuité de la médecine*, pag. 182-183.
(2) Hufeland, *Encheridion medicum, ou Manuel de méd. prat.*, p. 180.

L'observation a constaté que, d'une manière absolue, à aucune époque de la vie, on n'est à l'abri du rhumatisme. Cependant, ainsi que le fait remarquer Sydenham, les personnes dans la vigueur de l'âge en sont plus souvent atteintes que les autres. Suivant Cullen, on le rencontre principalement de quinze à quarante-cinq ans. On est généralement d'accord à ce sujet, et l'opinion de Sydenham et de Cullen est partagée par la plupart des observateurs. On rencontre souvent le rhumatisme chez les enfants en bas âge, ainsi que chez les personnes ayant plus de soixante ans. L'âge influe sur la violence du rhumatisme, laquelle est plus grande de vingt à cinquante ans. Suivant la remarque de Vogel (1), le siége de la maladie varie suivant cette même condition. Ainsi, chez les jeunes gens, elle occupe généralement la tête, la poitrine et les extrémités supérieures; tandis que, chez les personnes avancées en âge, elle se localise de préférence sur les extrémités inférieures et la région du dos. C'est, en somme, surtout sur les articulations qui, selon la profession de l'individu atteint, sont les plus sujettes à la fatigue, que tend à débuter et à se localiser la maladie dont nous nous occupons.

Lorsqu'il survient une métastase, la tête, la gorge et la poitrine sont de préférence affectées chez les sujets jeunes; tandis que, chez les personnes plus âgées, ce sont les hypochondres, les intestins, les reins et la vessie, qui deviennent le siége des mouvements fluxionnaires.

Le rhumatisme affecte-t-il les deux sexes dans des proportions égales? L'observation démontre que les hommes en sont plus fréquemment atteints. Ce fait peut être expliqué par la manière de vivre, les habitudes, la profession. En effet, les femmes, habituellement exposées aux changements brusques de température et à l'intempérie des saisons, y sont aussi sujettes que les hommes soumis aux mêmes conditions. Les femmes y sont, toutefois, moins prédisposées pendant la période de leur vie où la fonction menstruelle s'accomplit d'une manière régulière. Rien d'étonnant en cela pour le médecin, qui voit constam-

(1) *Dissertatio de rhumat.*, 1765.

ment le flux menstruel agir chez la femme comme un dérivatif permanent d'une puissance telle, qu'il empêche le plus souvent les localisations
fluxionnaires de se réaliser. Il est vulgaire, on le sait, dans la pratique,
de voir s'évanouir des fluxions avec la réapparition des règles acciden-
tellement supprimées.

Aucun tempérament n'est à l'abri des atteintes du rhumatisme.
Cependant le tempérament sanguin se montre plus favorable à son
développement. Cette particularité, signalée par Hippocrate, Baillou,
Cullen, Barthez, est confirmée par l'observation de tous les jours.
Nous en dirons autant des diverses constitutions : toutes y sont sujettes;
néanmoins il est reconnu que les personnes fortes et robustes sont les
plus aptes au rhumatisme.

Doit-on, dans la manifestation du rhumatisme, accorder une part
importante à l'hérédité ? Quelques faits, selon Andral, mettent hors de
doute sa puissance. Andral a soigné, en effet, une jeune fille qui eut
des attaques de rhumatisme à neuf ans, à onze ans et à quatorze ans ;
cette malade avait un frère souffrant également de temps à autre de la
même affection. Et ces deux enfants ne faisaient en cela que suivre
l'exemple de leur mère, atteinte, elle aussi et très-fréquemment, de
douleurs rhumatismales. Le même auteur fait observer que cette famille
était riche et, par conséquent, que les sujets dont il s'agit étaient tout
à fait à l'abri des causes qui donnent ordinairement lieu à l'apparition de la maladie (1). Ce fait est bien de nature à faire admettre pour
la production du rhumatisme une influence héréditaire. Cependant
Barthez ne partage pas cette manière de voir : « Le rhumatisme, dit-il,
» n'est jamais sensiblement héréditaire ni contagieux, et M. Quarin a
» même pensé que c'est peut-être en cela que consiste sa principale
» différence avec la goutte (2). »

Il est facile de comprendre qu'il est des professions favorables au
développement de l'état rhumatismal : ce sont naturellement celles qui
exposent aux variations brusques de température ou au froid humide.

(1) Andral, *Cours de pathologie interne,* tom. III, pag. 604.
(2) Barthez, *Traité des maladies goutteuses,* tom. I, pag. 293.

Les boulangers, les verriers, les chauffeurs de chemin de fer, les blanchisseuses, les tanneurs, les mineurs, y sont particulièrement sujets. Les habitations humides sont très-certainement la cause occasionnelle de beaucoup de rhumatismes.

La question de l'assainissement des logements insalubres, qui préoccupe depuis longtemps les économistes, finira, espérons-le, par trouver une solution. Il serait à désirer, dans l'intérêt des classes laborieuses, que la proposition déposée tout récemment à ce sujet sur le bureau de la Chambre, par un de nos députés, fût enfin prise en considération. Tandis qu'une vie molle et inactive, les excès de table, les abus vénériens, ont depuis longtemps été invoqués comme causes de la goutte, « *filia Bacchi et Veneris* », les causes du rhumatisme doivent, pour M. le professeur Dupré et un grand nombre des maîtres de notre École, être recherchées dans les intempéries de l'air, dans l'habitation d'une demeure humide, comme l'est le plus souvent celle du pauvre. Ce seraient même là les véritables sources de l'affection rhumatismale. Le rhumatisme est essentiellement la maladie du pauvre; la goutte est celle du riche.

Les climats et les saisons doivent nécessairement jouer un rôle important dans la production de l'état rhumatismal, qui, rare dans les pays où la température ou froide ou chaude reste constante, devient au contraire commun dans ceux dont la température est très-différente le jour et la nuit et variable d'un moment à l'autre. Les habitants de notre colonie algérienne, pas plus que les Montpelliérains, ne contrediront cette assertion. Les saisons, qui ne sont en somme que des climats passagers, donnent lieu, au moment de leur changement, aux mêmes considérations. En outre, le printemps et l'automne, où s'observent des mutations brusques dans l'état atmosphérique, occasionnent bon nombre de rhumatismes. On a même vu, sous l'influence d'une constitution atmosphérique longtemps prolongée, le rhumatisme revêtir la forme épidémique. Baillou, Lepecq de la Clôture, Pringle, Stoll et Sarcone, ont tracé de ces épidémies des descriptions remarquables.

Parmi les causes favorables au développement de l'affection rhumatismale, on trouve encore mentionnées la suppression d'une évacua-
tion habituelle, d'un flux hémorrhoïdal, la disparition d'une maladie
cutanée.

Ces circonstances se retrouvent dans l'étiologie du rhumatisme,
comme dans celle de beaucoup d'autres maladies. Ce sont là des causes purement occasionnelles, qui mettent en jeu l'état morbide, lorsque l'aptitude à cet état existe. Pour s'expliquer leur influence sur la
production des phénomènes pathologiques, on ne peut pas s'empêcher
d'admettre la préexistence d'une disposition particulière, d'un état diathésique affectif qui trouve l'occasion de se manifester dans les circonstances les plus variées comme aussi quelqnefois les plus légères.

SYMPTOMATOLOGIE

Lorsqu'on se livre à l'examen attentif d'un malade, au début d'un
rhumatisme aigu exempt de complications, on apprend que le sujet
a été brusquement saisi de lassitude ; ses membres ont été comme en-
gourdis ; il a de la courbature, des horripilations ; quelquefois même
des frissons intenses, du malaise général, de la pesanteur de tête, de
la lourdeur aux extrémités, de l'engourdissement aux mains et aux
pieds, de l'anorexie, de l'accélération dans le pouls, etc. Ce sont là des
prodromes qui annoncent que l'économie est en proie à un état général
dont le caractère ne peut pas être encore bien déterminé. Ces phénomènes, qui varient, pàr leur intensité aussi bien que par leur durée, de quelques heures à un ou deux jours, sont communs à plusieurs autres états morbides, et leur présence n'est pas suffisante
pour faire décider d'une manière positive ce qu'il adviendra. Comme
dans bien d'autres circonstances morbides, la dureté du pouls,

4

l'acuité de la soif, l'accélération de la respiration, indiquent que la fièvre s'allume. Bientôt se déclarent les symptômes propres du rhumatisme : ainsi, une douleur qui varie par son intensité, son siége, suivant le tempérament et l'idiosyncrasie des sujets ; douleur qui peut être contusive, lancinante et plus ou moins aiguë, accompagnée d'une chaleur plus ou moins intense, ordinairement âcre et mordicante, et que l'on voit quelquefois faire place à une sensation de froid ; en outre, au niveau des articulations atteintes, on observe de la tuméfaction et de la rougeur. A ces signes, on reconnaît aisément que l'on a affaire à une fièvre rhumatismale.

Ce court et rapide exposé des symptômes du rhumatisme indique qu'ils sont généraux et locaux ; les symptômes généraux ouvrent la scène, la localisation vient ensuite. Cette distinction a son importance en thérapeutique. Au début, le pouls est peu fréquent ; il est dur, serré, spasmodique, quelquefois irrégulier. Des frissons alternent avec des bouffées de chaleur; bientôt les battements artériels se régularisent, augmentent de fréquence ; le pouls devient plein et développé. Cet état fébrile précède l'apparition des phénomènes locaux ; aussi la fièvre rhumatismale a-t-elle été rapprochée des fièvres exanthématiques ; le mouvement qui la caractérise est spontané, indépendant de toute lésion matérielle, et tend à produire une fluxion articulaire. Bouillaud s'est élevé contre une semblable manière de voir : «Gardons-nous, dit-il (1), » de conclure que la fièvre rhumatismale est la cause des inflamma- » tions articulaires, au lieu d'en être l'effet, et qu'il en est de cette » fièvre comme il en est de la variole. Pour qu'une pareille conclusion » fût logique, légitime, il faudrait qu'à l'instar de l'éruption varioli- » lique, l'affection articulaire, et, s'il nous était permis de parler » ainsi, l'éruption rhumatismale articulaire, fussent constamment pré- » cédées, du moins dans les cas suffisamment intenses, d'une fièvre » d'incubation tellement manifeste, que nul observateur éclairé et de » bonne foi ne pût en nier l'existence. »

(1) Bouillaud, *Traité du rhumatisme articulaire aigu*, pag. 285.

Malgré tout le respect que doit inspirer l'autorité de Bouillaud, on ne peut point, en présence des faits, admettre que la fièvre rhumatismale ne soit pas un état morbide indépendant; nous la considérons, quant à nous, comme la cause et non comme l'effet des symptômes articulaires, et nous n'hésitons pas sur ce point à nous incliner devant l'autorité de l'élève de Barthez, de Lordat. « Dans un grand nombre
» des maladies dites *récorporatives*, on voit la fièvre, dit-il(1), figurer
» parmi les phénomènes qui amènent le résultat. Ainsi, une attaque
» de goutte régulière, le rhumatisme aigu, l'établissement de la lacto-
» poièse chez la nouvelle accouchée, la courbature, les efforts médica-
» teurs aigus que préparent les évacuations par le tube digestif, par
» la peau ou par d'autres voies naturelles, s'accompagnent d'ordinaire
» d'une fièvre plus ou moins intense, qui paraît contribuer beaucoup à
» l'accélération de cette fonction pathologique. Ces fièvres sont, par
» leur destination, analogues aux exanthématiques; aussi les appe-
» lons-nous ordinairement *synergiques*. »

Le caractère local le plus saillant du rhumatisme aigu, c'est la douleur; variable dans son intensité, elle est le plus souvent vive, lancinante, comparée par les malades à la sensation que produirait un instrument aigu enfoncé au milieu des parties, ou bien à celle d'une morsure, d'un déchirement; elle s'accroît toujours par les contractions musculaires, même les plus petites; aussi les mouvements deviennent-ils tout à fait impossibles et la partie affectée est-elle condamnée à un repos complet. On a remarqué que la douleur rhumatismale est plus intense pendant la nuit et qu'elle s'accroît aussi sous l'influence des vicissitudes atmosphériques, principalement par l'abaissement de la température.

La chaleur, la rougeur et la tuméfaction se joignent presque toujours à la douleur, dans les parties affectées. Ce n'est pas sur un seul point du corps que ces signes se manifestent. Dans le cas où ils se fixent sur une seule articulation, le rhumatisme est dit *monoarticulaire*, et

(1) Lordat, *de la Perpétuité de la médecine*, p. 200. Paris-Montpellier, 1837.

c'est dans cette forme qu'on s'accorde à lui reconnaître le plus de ténacité.

Généralement, il revêt le caractère polyarticulaire ; on le voit alors abandonner son premier siége pour se porter sur un autre, et revenir ensuite sur les points primitivement atteints. Cette mobilité est un caractère essentiel de l'état rhumatismal ; il ne faut pas l'oublier, car, si le déplacement, lorsqu'il s'opère sur diverses parties de la surface extérieure du corps, ne fait pas courir de grands dangers aux malades, il n'en est pas de même, ainsi que nous avons eu l'occasion de le dire plus haut, lorsqu'il a lieu sur un viscère. On doit toujours regarder comme extrêmement grave la métastase d'un rhumatisme sur le cœur, le cerveau, le poumon ou d'autres organes importants.

Enfin, pour compléter ce tableau, nous devons ajouter qu'au milieu de la fièvre intense à laquelle le malade est en proie, la pâleur de sa face frappe tout particulièrement l'observateur. L'auscultation, indépendamment des autres signes pathologiques qu'elle révèle dans les cas de complication, permet d'entendre à la pointe du cœur un bruit de souffle qui se propage dans les vaisseaux. L'anémie, dénotée par ces symptômes (*febris pallida* des anciens), doit être attribuée à une altération particulière du sang.

Nous venons de décrire l'état rhumatismal en lui-même; nous l'avons examiné dans son état de simplicité, qui est bien loin d'être toujours celui qu'il affecte. Fréquemment, en effet, il est au contraire associé avec divers états morbides qui modifient sa marche et sa durée et dictent à l'homme de l'art une conduite bien différente à tenir.

Par rapport à ces complications le rhumatisme peut être inflammatoire, bilieux, nerveux, etc.

Il n'entre point dans notre plan de décrire les états complexes résultant de l'alliance du rhumatisme avec diverses affections élémentaires. Qu'il nous suffise de dire que l'existence de ces complications du rhumatisme explique la diversité des traitements qui lui ont été opposés et les succès obtenus à l'aide de moyens bien différents : ainsi, c'est dans un rhumatisme associé à un état inflammatoire que Sydenham a vu les saignées être employées avec avantage ; c'était à un état bilieux qu'était uni le rhumatisme décrit par Stoll; la céphalalgie sus-orbitaire, la couleur jaune des ailes du nez, l'anorexie, l'état saburral de la langue, etc., mentionnés par lui, ne sauraient laisser aucun doute à cet égard. Dans d'autres circonstances, le rhumatisme affecte la forme périodique; il suffit, pour en être convaincu, d'avoir fréquenté la clinique de M. Combal. Dans certains cas, ce sont les états nerveux, catarrhal, muqueux, dont se complique le rhumatisme. Nous nous bornons à signaler ces faits, n'ayant pas l'intention d'aborder sur ce point une description détaillée, qui nous ferait sortir des limites que nous nous sommes imposées.

ANATOMIE PATHOLOGIQUE

Jusqu'ici l'étude du rhumatisme ne nous avait présenté aucune difficulté, aucun point délicat à discuter. Maintenant, au contraire, nous en arrivons à une question qui a soulevé de nombreux débats. Nous allons commencer par passer en revue l'opinion des anciens auteurs ; nous en viendrons ensuite aux idées plus récentes qui ont été émises touchant les prétendues lésions articulaires du rhumatisme.

Disons tout de suite qu'il est difficile d'observer des lésions, si toutefois lésions il y a, dans les articulations atteintes d'une attaque de rhumatisme aigu. Cette dernière maladie, en effet, ne tue guère que par ses complications viscérales.

Beaucoup n'ont rencontré aucune lésion ou n'ont signalé que des altérations de peu d'importance. D'autres disent avoir constaté des lésions de nature inflammatoire, depuis la simple injection des membranes synoviales jusqu'à la suppuration et à la destruction des surfaces articulaires.

D'après Andral, on a trouvé dans quelques circonstances les veines qui entourent les articulations dilatées et gorgées de sang ; les ligaments, le périoste et la membrane synoviale rouges, injectés, épais, et de petites collections purulentes dans le tissu cellulaire environnant.

Bouillaud dit avoir constaté que la séreuse articulaire est rouge, épaissie, quelquefois ramollie, fongueuse, ulcérée ; et, s'appuyant sur des faits assez nombreux, il a cherché à démontrer que les parties atteintes de rhumatisme étaient non-seulement enflammées, mais encore qu'elles pouvaient être le siége d'abcès abondants.

Grisolle s'est élevé contre l'opinion de Bouillaud, et déclare avoir constaté chez des individus qui, par suite de complications, avaient succombé rapidement dans le cours d'un rhumatisme, qu'il n'y avait dans les points affectés ni injection, ni rougeur, ni aucune lésion appréciable. « Il m'a été permis, dit-il, d'examiner moi-même six fois les » articulations d'individus qui, par suite de quelque complication, » avaient succombé promptement dans le cours d'un rhumatisme. Or, » dans tous les cas, les jointures, qui le jour même de la mort étaient » encore le siége de douleurs plus ou moins violentes, ne m'ont ce- » pendant présenté ni injection, ni rougeur ; une seule fois la syno- » viale, qui se réfléchit dans le cul-de-sac supérieur des articulations » du genou, était un peu injectée et peut-être légèrement épaissie ; » toujours les surfaces articulaires étaient blanches, lisses, polies, sans » gonflement, et les parties fibreuses environnantes, de même que les » parties molles, ne présentaient aucune lésion appréciable. Deux fois » la synovie n'était ni plus ni moins abondante que de coutume ; chez » deux autres, sa quantité était légèrement augmentée ; elle était en » outre un peu plus fluide ; chez un autre, elle était légèrement flocon- » neuse. Sur un cadavre, dont je fis l'autopsie avec mon ami M. Gué- » neau de Mussy, les surfaces articulaires blanches, sans injection, » étaient un peu arides par suite d'une diminution de la synovie. En- » fin, chez une jeune fille qui succomba à une péricardite, toutes les » grandes articulations, également lisses et blanches, contenaient » seulement un petit fragment d'albumine concrète, du volume d'une

» grosse lentille. Ces faits m'autorisent donc à conclure que le rhuma-
» tisme aigu ne laisse, du moins dans la grande majorité des cas, au-
» cune lésion notable sur les surfaces articulaires, ou seulement des
» lésions qui sont sans aucun rapport avec les accidents inflammatoires
» observés pendant la vie (1). »

Il y a déjà longtemps qu'Andral avait dit avoir bien souvent ou-
vert, sans rien trouver, des cadavres d'individus morts des suites du
rhumatisme. Voici cependant ce que prétendent avoir vu Ollivier et
Ranvier (2) sur un malade qu'ils ont autopsié. Ce dernier avait succombé à une complication cérébrale survenue dans le cours d'un
rhumatisme articulaire aigu. Trente-six heures après la mort, ils trou-
vèrent une congestion des méninges ; le cerveau normal, ses parties
profondes à peine congestionnées. Les genoux contenaient quinze
grammes d'un liquide jaune, opalin, avec quelques flocons blanchâtres;
des cellules paraissant provenir de l'épithélium de la synoviale et des
cartilages diarthrodiaux nageaient dans ce liquide ; les franges synoviales étaient fortement injectées. Ces mêmes articulations présentaient,
en outre, une altération des cartilages articulaires, consistant en un
défaut de résistance au doigt. Le microscope démontrait que ce défaut
de résistance au doigt était dû à une altération velvétique du cartilage,
non dans le sens vertical, mais dans le sens horizontal. Les autres
articulations qui, comme celle de l'épaule, n'avaient pas été le siége
d'une fluxion aussi intense, ne présentaient pas d'altération macrosco-
pique, mais le microscope y décelait la même altération velvétique.
Ces auteurs n'ont pas trouvé de pus ; mais, chose étrange, dans leur
conclusion ils admettent que le rhumatisme peut aboutir à la suppuration.

Jaccoud (3), lui aussi, admet cette dernière et, avec Lebert, le

---

(1) Grisolle, *Traité de pathologie interne*, 9ᵉ édit., t. II, p. 995.

(2) Ollivier et Ranvier, *Contribution à l'étude histologique des lésions qu'on rencontre dans l'arthropathie et l'encéphalopathie rhumatismales aiguës*, in *Gazette méd.
de Paris*, 1866.

(3) Jaccoud, *Traité de pathologie interne*, tom. II, pag. 542 (1871).

phlegmon des gaînes tendineuses avoisinant les jointures atteintes de rhumatisme. « Si, dit-il, les articulations ne présentent, après la mort, » aucune altération, c'est que le processus inflammatoire n'a pas » dépassé la fluxion et que, après la suspension de la vie, les traces » de l'hyperémie active ont disparu. » Ainsi, pour lui, il y a tantôt une simple fluxion, tantôt une inflammation ayant parcouru toutes ses phases. Avouons que cette manière de considérer le rhumatisme tantôt comme une fluxion, tantôt comme une inflammation, est par trop commode.

Dans le *Manuel d'histologie* de Cornil et Ranvier (1), on trouve l'expression des mêmes idées : « La synoviale n'est pas la seule partie » des articulations qui soit lésée dans l'arthrite aiguë ; même dans les » fluxions rhumatismales légères, on rencontre constamment des mo- » difications du cartilage diarthrodial... Ces lésions constantes du car- » tilage consistent dans une incitation nutritive et une prolifération des » cellules cartilagineuses, d'autant plus facile à apprécier que la dis- » position des éléments cellulaires et des capsules présente dans les » cartilages [diarthrodiaûx une très-grande régularité... Cette multi- » plication des éléments cellulaires superficiels du cartilage n'atteint » pas en général toute l'étendue du revêtement cartilagineux, mais elle » se montre sous forme d'îlots. C'est là un fait constant, dont on ne » saurait aujourd'hui donner l'explication. La même distribution irré- » gulière de la lésion se rencontre dans les couches profondes. Celles- » ci peuvent être affectées à leur tour, dans les cas où l'arthrite est » intense ou de plus longue durée. »

Ainsi Cornil et Ranvier confondent ensemble l'arthrite et le rhu- matisme. Mais les partisans de l'idée défendue par Cornil et Ranvier n'ont aucune preuve certaine de ce qu'ils avancent. Témoin cette phrase que nous prendrons dans Cornil et Ranvier même : « Les arthrites traumatiques de l'homme présentent **très-probablement** les mêmes lésions histologiques que les arthrites rhumatismales. »

(1) Cornil et Ranvier, *Manuel d'histologie pathologique*. Paris, 1873, 2ᵉ partie, pag. 406, 407.

Si les auteurs que nous venons de citer tendent à confondre l'arthrite et le rhumatisme, en revanche nous trouvons un bon nombre d'hommes compétents, tels que Stoltz, Schützenberger, Hirtz, Wieger, Strohl, Hergott, Morel, Feltz, qui considèrent le rhumatisme comme donnant lieu à une simple fluxion. Des observateurs dignes de foi, tels que le docteur Macléod (1), ont vu quatre-vingt cinq cas de rhumatisme sans suppuration, et le docteur Hartung (2) quarante-cinq dans les mêmes conditions. Hue (3), sur plus de quarante cas qu'il a suivis à la clinique de Schützenberger, n'a pas vu une seule fois la suppuration survenir.

Ce qui, à notre avis, fait le dissentiment entre les auteurs, c'est que l'on a pris pour du rhumatisme ce qui n'en était pas. Ainsi que le fait remarquer Hue, on a pris souvent pour du rhumatisme une arthrite suppurée de nature infectieuse. Et Trousseau (4) a certainement raison lorsqu'il dit que le rhumatisme peut dégénérer, chez le scrofuleux ou le tuberculeux, en une tumeur blanche.

Lancereaux (5) confirme cette opinion de Trousseau : « Dans quelques circonstances, dit-il, on voit des polyarthrites, *considérées comme rhumatismales*, suppurer abondamment et produire des désordres de tissus difficilement réparables, si elles ne sont suivies de la mort. Mais dans ces cas, comme dans la plupart de ceux qui ont été publiés sous le nom de *rhumatisme suppuré*, la nature de l'affection est généralement difficile à établir, et je suis porté à croire qu'il s'agit le plus souvent de *lésions totalement indépendantes de l'état morbide général connu sous le nom de diathèse rhumatismale.*

Enfin, pour étayer plus solidement encore notre manière de voir, nous répéterons ce que nous disait M. le professeur Dupré dans une de

(1) *Gaz. méd. de Paris*, 1858.

(2) *Gazette méd. de Paris,* 1860.

(3) Hue, *Thèse de Strasbourg*, 1867, 3ᵉ série, nᵒ 18.

(4) Trousseau, *Clinique méd. de l'Hôtel-Dieu de Paris*, 5ᵉ édition, tom. III, pag. 416.

(5) Lancereaux, *Atlas d'anat. pathol.*, texte, pag. 492.

5

ses cliniques, il y a quatre ans : « Aujourd'hui, on admet que le rhu-
» matisme est l'inflammation du tissu séro-fibreux de l'articulation.
» Cette opinion tend à se modifier. Dans le rhumatisme on trouve tout
» ce qui est l'opposé de l'inflammation: dans les inflammations, il y a un
» rapport entre la fièvre et la lésion locale ; dans la fièvre du rhuma-
» tisme, il y a opposition. C'est une fièvre irrégulière dans sa marche.
» Il y a indépendance entre la fièvre et les fluxions locales. La fièvre
» rhumatismale conserve les appétences et se termine sans crise, du
» moins appréciable. Il est impossible de dire ce que c'est que le rhu-
» matisme : c'est une maladie spécifique. Son caractère est une fluxion
» douloureuse sur les articulations, *fluxion mobile, qui ne se termine*
» *jamais par suppuration.* »

Pour compléter cette étude, nous dirons quelques mots des altérations du sang. On peut les classer en deux ordres : en constantes et en
accidentelles. Ces dernières consistent en une augmentation de l'acide
urique et de l'acide lactique ; les autres, en un énorme accroissement
de la fibrine, qui peut atteindre le chiffre de dix pour mille. Quant à
l'*anémie rhumatismale,* que nous avons signalée plus haut, elle est due
à une diminution des globules rouges et blancs. Les coagulations
fibrineuses, que l'on trouve si souvent dans le cœur, sont expliquées
par l'accroissement considérable des proportions de la fibrine du sang.

PRONOSTIC

Lorsque le rhumatisme est dépourvu de toute complication, le médecin n'a pas à porter un jugement grave sur son issue. Bien surveillé dans sa marche régulière, guidé selon les tendances naturelles, maintenu sur les parties extérieures, cet état morbide devra arriver à une solution heureuse. Il en sera tout différemment si les mouvements fluxionnaires tendent à se porter à l'intérieur : l'endocardite, la péricardite, le transport, en un mot, de l'affection rhumatismale sur le cœur, comme sur la plèvre, le poumon et le cerveau surtout, sont tout autant de complications capables d'amener promptement les plus fâcheux résultats. Le médecin doit être attentif à observer la marche de la maladie, les phénomènes qui se présentent dans son cours ; c'est sur ces données qu'il devra établir son jugement, que diverses autres circonstances, telles que l'âge, le tempérament, l'état des forces du sujet, la constitution médicale régnante, le traitement prudemment mis en usage, etc., pourront encore modifier d'une manière plus ou moins notable.

En somme, plusieurs sortes de dangers sont à craindre chez un rhumatisant, des dangers présents et des dangers futurs. Parmi les premiers, les complications viscérales, et, parmi les seconds, les récidives et surtout les lésions des valvules du cœur. Celui-ci, en effet, se prend très-souvent dans le cours du rhumatisme articulaire ; aussi ne faut-il jamais négliger d'ausculter le malade, et cela à chaque visite, car on a vu des désordres cardiaques s'installer sans bruit. Trousseau (1) a vu même trois cas d'endocardite apparus avant l'explosion du rhumatisme articulaire.

(1) Trousseau, *Clinique méd. de l'Hôtel-Dieu de Paris,* pag. 421.

TRAITEMENT

La thérapeutique est le complément de la médecine. Toutes les notions que le praticien s'efforce d'acquérir sur les circonstances d'une maladie, sur ses symptômes, son siége, ses causes, sa nature, doivent aboutir à *indiquer* le meilleur traitement qui doive lui être opposé.

Ce qu'il importe donc le plus de faire, c'est de bien établir les *indications thérapeutiques*. Feu le professeur Golfin a dit que, « pour exceller » dans l'art, il ne suffit pas au médecin d'être doué de toutes les notions » scientifiques ; il faut que, par l'*analyse* sévère de toutes les circon- » stances qui entrent dans la constitution des maladies, il détermine les » indications qu'elles présentent, leur degré respectif d'importance, la » méthode générale et spéciale du traitement qu'il doit suivre pour les » remplir, et qu'il connaisse les agents modificateurs avec lesquels il » doit les remplir ; il faut, en un mot, qu'il soit thérapeutiste (1). »

Pénétré de l'importance et de la justesse de ces préceptes, nous allons essayer d'en faire l'application au traitement du rhumatisme aigu.

Si la nature tend à une manifestation heureuse du côté des sueurs, c'est à l'administration de tous les moyens qui peuvent favoriser les fonctions de la peau qu'il faut recourir ; c'est là la *méthode naturelle*, qui consiste à préparer et à faciliter les mouvements spontanés par lesquels la nature cherche à opérer la guérison de la maladie : « *Quò natura vergit, eò ducendum.* »

Hufeland, interprétant à sa manière les symptômes du rhumatisme, donne le conseil suivant : « Toutes les fois qu'on traite une maladie

(1) Golfin, *Etudes thérapeutiques sur la pharmacodynamie*, pag. 7. Paris-Montpellier, 1858.

» rhumatismale quelconque, il faut s'en tenir à l'idée qu'elle tire sa
» source de la peau; qu'elle a pour matière, pour principe morbifique,
» une âcreté séreuse provenant de la perspiration arrêtée. Il y a donc
» deux indications fondamentales: celle de rétablir ou suppléer la fonc-
» tion cutanée, et celle d'éloigner l'âcreté séreuse, soit par une crise
» naturelle (par la peau surtout), soit par une crise artificielle (vésica-
» toires, suppuration) (1). »

C'est dans le but de favoriser les sueurs que l'on donne des infusions
chaudes. La fameuse tisane de feuilles de frêne n'agit pas autrement
que la plupart des infusions chaudes, c'est-à-dire en poussant à la
peau, car il n'y a pas de raison pour accorder à ce prétendu remède
une action particulière : où il n'y a pas d'action physiologique, il ne
saurait y avoir d'action thérapeutique. Quelquefois, c'est par les selles
ou par les urines que le rhumatisme paraît devoir se juger; dans ces
circonstances, les purgatifs et les diurétiques trouvent leur indication.

Une autre méthode de traitement employée le plus souvent con-
jointement avec la méthode naturelle est la *méthode analytique*. Dans
le traitement par la méthode analytique, non-seulement on s'efforce
de favoriser et de provoquer les crises par lesquelles la *nature médicatrice* terminera la manifestation actuelle de la diathèse rhumatismale, mais encore, décomposant la maladie en ses divers éléments, on
s'applique à les atteindre par des moyens appropriés à chacun d'eux.
Cette méthode, comme son nom l'indique, suppose une analyse préa-
lable de la maladie qu'elle veut traiter.

Le médecin, s'inspirant de cette méthode, la seule rationnelle et
complète, aura donc à se préoccuper, dans le traitement du rhumatisme, de la douleur, des fluxions, de la fièvre, des divers états morbides qui le compliquent d'habitude, comme aussi de la cause première
de tout le reste, du fond même de la maladie, de la diathèse rhumatismale.

Ce sont ces principes que l'École de Montpellier ne s'est jamais las-
sée d'inculquer à ses élèves, et que notre ancien Maître, M. Fonssa-

(1) Hufeland, *loc. cit.*, pag. 180.

grives, aujourd'hui professeur honoraire de notre Faculté, nous recommandait de ne jamais méconnaître au lit du malade.

Dans le précieux *Traité de thérapeutique* (1) où il a condensé son enseignement oral, nous retrouvons, avec toute leur lucidité et toute leur délicatesse d'expression, les conseils qu'il nous donnait à ce point de vue sur le traitement du rhumatisme. Nous sommes heureux de pouvoir de la sorte les reproduire ici fidèlement : « Le traitement des diverses formes du rhumatisme, dit-il, et en particulier du rhumatisme articulaire aigu, montre, par sa confusion, par son incohérence, par la multiplicité et la diversité des agents qui le constituent, à quel degré de trouble et d'anarchie en arrive la thérapeutique quand, au lieu de prendre pour guides des principes solides de pathologie générale et une bonne *analyse clinique*, elle va en quelque sorte à l'aventure, ouvrant l'oreille à toutes les promesses, essayant de tout et essayant mal, et substituant, au grand détriment du malade, l'idée de *remède* à celle d'*indication*.— Le rhumatisme, en tant que diathèse, peut se manifester par tous les modes morbides imaginables : par la douleur, par l'inflammation, par l'hypercrinie, par la contracture, par la paralysie, par l'ataxie, etc. Mais la banalité de ces expressions morbides voile une spécificité très-réelle : il faut aux premières les traitements les plus divers, selon leur nature et leur degré ; il faut opposer à la seconde des agents susceptibles de neutraliser ou d'atténuer, du moins, le vice diathésique qui commande tous ces troubles fonctionnels. Quand ils se sont apaisés, la diathèse persiste encore, et il faut la combattre assidûment pour qu'ils ne reparaissent plus. En dehors de ces deux principes, le traitement méthodique des affections rhumatismales n'existe pas. »

Rien de plus logique qu'une telle méthode, et, quant à nous, nous aurons toujours à cœur de nous laisser diriger par elle.

En énumérant les divers éléments morbides qui constituent l'attaque de rhumatisme, nous avons dit que la cause première était la diathèse et qu'elle devait aussi être attaquée par des moyens spéciaux. La thé-

(1) Fonssagrives, *Traité de thérapeutique appliquée*, 1878, t. II, pp. 65 et 66.

rapeutique nous fournit-elle ces moyens, et n'est-il pas chimérique d'espérer extirper de l'économie le vice diathésique rhumatismal ? Qu'un pareil résultat soit facile à obtenir, non, certainement ; mais qu'il soit possible de l'obtenir, nous n'hésitons pas à répondre par l'affirmative. L'expérience a démontré que, comme toutes les autres diathèses, si ce n'est par des remèdes *spécifiques* (qu'on peut découvrir d'un moment à l'autre, qui sont découverts peut-être, mais qui n'ont pas tout aussi bien eu le temps de faire leurs preuves à ce titre), du moins par des moyens indirects (modificateurs hygiéniques, médicaments, régime, etc.), la diathèse rhumatismale a la possibilité d'être guérie, ou tout au moins tellement diminuée dans sa puissance morbifique que les attaques peuvent devenir de plus en plus rares. Les substances médicamenteuses qui ont le plus mérité jusqu'à ce jour le nom d'*antidiathésiques* dans le traitement du rhumatisme sont, d'après M. Fonssagrives, la quinine, la salicine, l'acide salicylique et les salicylates, le café et la caféine, l'iode (peut-être le brome), les huiles de poisson, l'aconit, le colchique et la vératrine, la propylamine.

Ces agents thérapeutiques, dont quelques-uns surtout sont doués d'une action très-énergique, devront être employés avec prudence et suivant les indications, soit pendant l'accès, soit plus ou moins longtemps après, et, dans ce cas, à petites doses.

A la partie *antirhumatique* du traitement, il faudra, pour être fidèle à notre méthode, ajouter les prescriptions que nécessiteront les autres divers éléments dont nous avons parlé. On peut avoir d'abord à combattre, par exemple, l'hyperesthésie ou la fluxion. Si la douleur est excessive, il faut invoquer le secours de l'opium : la poudre de Dower est, dans ce cas, une excellente préparation ; ses avantages sont multiples, car elle pousse à la sueur et aux urines, en même temps qu'elle calme surtout les douleurs. Si la fluxion prédomine, il faut recourir aux moyens appropriés pour la combattre : la saignée par exemple peut dans ce cas trouver son indication. Mais l'emploi des antifluxionnaires ne doit pas être fait indifféremment, et l'on ne saurait mieux faire que de suivre sur ce point les règles que Barthez nous a laissées.

« Lorsque, dans une maladie, dit-il, la fluxion sur un organe est
» imminente, qu'elle s'y forme et s'y continue avec activité, comme
» aussi lorsqu'elle s'y renouvelle par reprises périodiques et autres,
» on doit lui opposer des évacuations et des attractions *révulsives* par
» rapport à cet organe. Lorsque la fluxion est parvenue à l'état fixe,
» dans lequel elle se continue avec une activité beaucoup moindre
» qu'auparavant (dans les maladies aiguës), ou lorsqu'elle est devenue
» faible ou habituelle (dans les maladies chroniques), on doit, en gé-
» néral, préférer les attractions et les évacuations dérivatives qui se font
» dans les parties voisines de l'organe qui est le terme de la fluxion.
» Après avoir fait précéder les révulsions et les dérivations qui sont
» indiquées, il faut souvent recourir à des attractions ou à des évacua-
» tions qu'on appelle *locales,* parce qu'elles se font dans les parties les
» plus voisines qu'il est possible de celles où se termine la fluxion,
» et où elle est comme concentrée, l'affection forte de cette partie l'iso-
» lant en quelque manière de tout le reste du corps (1). »

C'est donc à combattre les divers états morbides qui s'adjoignent
au rhumatisme et le compliquent que la méthode analytique de traitement est appliquée. Dans certains cas, l'état bilieux prédomine à tel
point, qu'il devient le sujet principal des indications thérapeutiques;
dans ces circonstances, l'administration des émétiques est suivie des
plus heureux résultats. Stoll rapporte qu'au mois de mai 1776, il eut
des malades affectés de douleurs de membres et de fièvre; ils présentaient tous les signes d'un état bilieux. Après l'effet du vomitif et l'éva-
cuation de la saburre bilieuse, on voyait disparaître tout à coup ces
douleurs des membres. Jaccoud donne l'émétique à hautes doses
comme contro-stimulant. Chez les individus robustes, il débute le premier jour par 40 centigr. de tartre stibié dans une potion gommeuse
de 120 gram., et recommence le surlendemain avec une dose égale
ou moindre, selon l'effet produit. Il lui arrive même d'en donner une
troisième fois.

(1) Barthez, *Mémoires sur le traitement méthodique des fluxions.*

Le rhumatisme peut être compliqué de flèvre intermittente ou rémittente. La périodicité devient le sujet principal de l'indication thérapeutique, et le sulfate de quinine, agissant alors comme antifébrile et antipériodique, produit d'excellents effets.

Une autre méthode de traitement du rhumatisme consiste dans la *méthode empirique.*

Les définitions que Barthez et Lordat donnent des méthodes thérapeutiques en général nous fourniront celle de ces mêmes méthodes appliquées au rhumatisme.

Dans les méthodes naturelles et analytiques, « nous apercevons, dit Lordat (1), le mode d'utilité des moyens employés, c'est-à-dire le rapport des indications à remplir avec les affections et les déterminations occasionnées par ces moyens.... » Au contraire, « les méthodes empiriques sont celles dont l'expérience a constaté l'efficacité, mais dont les effets immédiats et primitifs n'ont point avec la guérison de la maladie un rapport que notre esprit puisse saisir. » Il n'y a pas, dans les motifs de leur application, le degré de précision et de certitude qui est propre aux précédentes. On se laisse guider par l'analogie. La constitution de la maladie étant enveloppée d'obscurités qui mettent en défaut la puissance des méthodes analytiques, alors, comme ressource dernière, « on s'attache directement, dit Barthez (2), à changer la forme entière de la maladie par des remèdes qu'indique le raisonnement, fondé sur l'expérience de leur utilité, dans des cas analogues. » Les méthodes empiriques de traitement des maladies ont été divisées en imitatrice, perturbatrice et spécifique ; dans le cas particulier du rhumatisme, et du rhumatisme articulaire aigu, par conséquent, nous trouvons une méthode empirique pouvant être *imitatrice, perturbatrice* et *spécifique.*

Les méthodes empiriques imitatrices « tendent à déterminer le malade à des mouvements de flèvre ou autres, conformes à ceux par lesquels la nature guérit souvent des maladies semblables. » (Barthez.)

(1) Lordat, *Doctrine de Barthez,* pag. 302.
(2) Barthez, *loc. cit.*

Pour que l'on use de la méthode naturelle, il faut que la faculté médicatrice ait de bonnes tendances. La méthode imitatrice est de mise lorsque l'évolution de la maladie ne se fait pas en accusant ces bonnes tendances, lorsque la nature ne fait rien contre la maladie ou que ses efforts sont mal dirigés. Ainsi le rhumatisme articulaire aigu se termine (*se juge*) d'habitude, ou par les sueurs, ou par les urines, ou par un flux abdominal. Dans les cas où la nature opère seule et d'elle-même, la méthode naturelle est alors indiquée ; mais, si la maladie empire sans que rien fasse pressentir la survenance du flux salutaire, c'est alors que la méthode imitatrice doit intervenir, et l'administration de diaphorétiques (jaborandi, par exemple), de diurétiques (nitrate de potasse, colchique, etc.) ou de purgatifs, selon le cas, met fin à la maladie, en produisant artificiellement la médication reconnue utile par l'observation de ce qui a lieu dans des cas analogues.

La méthode perturbatrice procède en secouant l'économie, afin de la faire engager en quelque sorte dans la voie normale, ou de l'y faire rentrer si elle en était sortie. Cette méthode trouve son application, en général, plutôt dans le rhumatisme chronique et la goutte que dans le rhumatisme articulaire aigu.

« Les méthodes empiriques *spécifiques* (1) sont celles où l'on emploie, dans les maladies, des remèdes ou des procédés dont l'expérience a confirmé l'utilité spécifique pour détruire les maladies. »

Un médicament spécifique, dit Baglivi, est « un remède qui, par une vertu singulière dont il est doué, guérit ou soulage infailliblement une maladie particulière, étant donné, autant qu'il est possible, dans les mêmes circonstances. »

Les agents de cette sorte ne sont malheureusement pas nombreux. On compte deux spécifiques : la quinine pour la fièvre paludéenne, et le mercure pour la syphilis, et encore ce dernier n'est-il pas considéré comme tel par tout le monde. Le rhumatisme aurait-il enfin trouvé le sien, ainsi que certains l'affirment à l'occasion des composés salicylés? Nous ne le pensons pas, car rien, du moins jusqu'à présent, n'autorise à leur reconnaître un pareil caractère.

(1) Barthez, *loc. cit.*

Par ce qui précède, on comprendra que de nombreux moyens peuvent trouver et ont en effet trouvé leur place dans le traitement du rhumatisme articulaire aigu.

Nous n'en finirions pas si nous voulions entrer dans le détail des médications et des médicaments internes ou externes susceptibles d'être mis en usage pour satisfaire aux exigences de ces diverses méthodes. Nous n'en finirions pas non plus, si nous voulions énumérer tous les systèmes qui ont eu successivement la prétention de guérir le rhumatisme articulaire aigu ; chacun d'eux n'est d'ailleurs qu'une application exclusive à tous les cas du rhumatisme aigu, indistinctement, d'un de ces mêmes moyens thérapeutiques.

Néanmoins, parmi ces systèmes, il en est un qui a fait trop de bruit et de prosélytes pour que nous puissions nous dispenser d'en parler. Cet exemple suffira à montrer jusqu'à quelles aberrations des hommes réellement supérieurs peuvent être entraînés. Nous avons nommé la méthode *des saignées quand même* de Bouillaud, dont la vogue est heureusement évanouie aujourd'hui, mais qu'en 1861, encore, Bouillaud s'obstinait à défendre.

Dans une thèse présentée par Bisson à cette époque, ce partisan acharné des émissions sanguines formulait ainsi sa manière de saigner coup sur coup : « Premier jour : à la visite du soir, on pratique une saignée du bras de quatre palettes. Deuxième jour : une saignée de trois palettes et demie à quatre palettes, matin et soir, et, dans l'intervalle, une application de sangsues ou, mieux, de ventouses scarifiées, autour des articulations les plus malades, ainsi que sur la région précordiale, quand le péricarde ou l'endocarde sont sérieusement affectés. En cas de pleurésie ou de pneumonie, on placerait les ventouses conformément au siége de la complication. Troisième jour : dans les cas graves on pratique une quatrième saignée de trois à quatre palettes, et une saignée locale de la même dose, s'il y a indication. Quatrième jour : si la résolution n'est pas franche, cinquième saignée du bras, de trois palettes. Cinquième, sixième et septième jours : le temps des émissions sanguines n'est pas encore passé, et, s'il existe une complication d'en-

docardite ou de péricardite, on pratique deux ou trois nouvelles saignées, soit générales, soit locales, en même temps qu'on applique de
larges vésicatoires sur la région du cœur ou sur les articulations atteintes, ou sur tous ces points en même temps. »

En parlant de la méthode de Sydenham, qui traitait le rhumatisme
aigu par plusieurs saignées, Barthez disait qu'elle était plus souvent
nuisible qu'utile et trouvait surprenant qu'elle fût suivie. Cette critique
s'applique à plus forte raison au procédé de Bouillaud, qui est une
exagération portée aux dernières limites.

Quant à la question de savoir quelles sont les substances médicamenteuses utilisées dans le traitement du rhumatisme articulaire aigu,
on doit se demander plutôt quelles sont celles qui n'ont pas tout au
moins été essayées. Toutefois, un certain nombre d'entre elles, grâce
aux réels services qu'elles ont rendus, sont si communément employées
dans la pratique actuelle, que nous ne saurions négliger de nous en
occuper ; tels sont : le colchique, la vératrine, l'aconit, la quinine, la
salicine, la propylamine, et enfin l'acide salicylique et le salicylate
de soude.

Le *colchique d'automne,* d'abord employé exclusivement dans le
traitement de la goutte, ne l'a été que plus tard dans celui du rhumatisme articulaire aigu. Ses propriétés, d'après Paulier (1), sont purga-
tives, sialagogues, sudorifiques et surtout sédatives. Il nous a été donné
pour notre part de constater son efficacité à calmer les douleurs rhumatismales. (Voir notre observation n° 2.)

Trousseau et Pidoux l'ont prescrit avec succès, dans le rhumatisme
articulaire aigu, sous forme de vin et de teinture, mais à dose purga-
tive. M. Fonssagrives (2) dit que depuis vingt ans il constate également
ses bons effets. C'est après les accès, afin d'en prévenir le retour, qu'il
l'ordonne. Il recommande de se servir de la *teinture alcoolique de
semences* au quart, aux doses d'abord de 10 gouttes, puis de 40 et

(1) Paulier, *Manuel de thérapeutique*, 1878, pag. 280.
(2) Fonssagrives, *Traité de thérapeutique appliquée*, 1878, t. II, p. 74.

50 par jour; mais il faut, d'après lui, suspendre dès que survient un effet purgatif.

La *vératrine*, alcaloïde du colchique et du *veratrum album*, est douée, on s'accorde à le reconnaître, de propriétés antiphlogistiques et analgésiques. Ce serait un diurétique; il agirait surtout en modérant le pouls et la température.

Piédagnel en administre 1 pilule de 5 millig. toutes les six heures.

M. Fonssagrives conseille, comme pour le colchique, d'en donner 1 pilule par jour, de 5 millig., pour prévenir les récidives.

L'*aconit* est également un défervescent et un analgésique; on prescrit l'alcoolature d'aconit (30 à 60 gouttes par jour). Debout l'associait au colchique et à la quinine de la façon suivante :

Extrait d'aconit napel . . . . . .   50 centigr.
  — de semences de colchique .   50   —
Sulfate de quinine. . . . . 1 gr. 50   —
F. 10 pilules : 2 à 4 par jour.

La *quinine* a succédé au quinquina, si vanté par Morton, Haygarth, Willis et Nigrisoli, comme antirhumatique, et que Barthez (1) croyait indiqué dans le rhumatisme adynamique, à cause de ses propriétés toniques.

Briquet et Monneret se sont faits les apôtres ardents de cette médication ; ils sont allés l'un et l'autre jusqu'à traiter tous leurs malades par les doses de 4, 5 et 6 grammes par jour. Legroux, plus modéré, conseillait (2), en 1845, de ne pas dépasser un ou deux grammes. Besnier (3), en 1874, recommande l'emploi de la quinine dans le rhumatisme, à titre de défervescent et d'antiparoxystique, mais lui refuse toute action sur l'élément douleur. Bon nombre de médecins déclarent, au contraire, que c'est précisément en éloignant la douleur que la quinine montre son action ; et M. Fonssagrives dit qu'il est bien rare

(1) Barthez, *Traité des maladies goutteuses*. Paris, 1802, t. II, p. 19.
(2) Legroux, *Journal de médecine de Trousseau*, 1845, tom. III, p. 106.
(3) Besnier, *Diction. encyclop. des sc. méd.*, 1874, 3ᵉ série, t. I, p. 246.

qu'on n'arrive pas à ce résultat avec 1 gramme de ce sel, qu'il appelle l'*opium des rhumatisants.*

Nous avons nous-même vu bien souvent administrer le sulfate et le valérianate de quinine à cette dose par M. Combal, à la clinique de St-Éloi (voir nos observations n°ˢ 1, 2 et 6), et nous avons constaté leurs effets excellents sur la fièvre et la douleur.

La *salicine*, principe actif de l'écorce du saule, découverte en 1825 par Fontana, n'a été réellement étudiée et connue qu'après les travaux de Leroux, qui datent de 1855. Leroux crut avoir trouvé dans ce corps un succédané antipériodique de la quinine. En 1877, Maclagan attira de nouveau l'attention sur la salicine (1), en la prônant comme le véritable antirhumatique. M. Fonssagrives lui reconnaît une action analogue à celle de la quinine dans le traitement du rhumatisme; mais il taxe d'exagération la prétention de Maclagan, qui va jusqu'à affirmer qu'au début de l'attaque, la salicine peut l'enrayer en vingt-quatre ou quarante-huit heures, « aussi sûrement que la quinine enraye la fièvre intermittente, ou l'ipéca la dysenterie. » Nous l'avons vu, pour notre part, employer dernièrement sans succès par M. Pécholier, à l'hôpital St-Eloi (voir notre observation n° 6), à la dose de 6 grammes; mais en revanche, dans cette occasion, nous avons constaté que l'effet demandé à la salicine avait été accordé par la quinine (sulf. de quinine, 1 gr. 30 centigr.) associée à l'opium (extrait gommeux, 0 gr. 50 cent.): au bout de cinq jours, les douleurs et la fièvre, qui était très-forte, puisque la température était montée jusqu'à 46°6, avaient complètement cédé.

Dans ces dernières années, plusieurs substances ont été hautement vantées comme guérissant le rhumatisme, et le rhumatisme articulaire en particulier; avec l'acide salicylique et ses sels, surtout le salicylate de soude, nous trouvons, provoquant l'expérimentation des praticiens, un ammoniaque composé, la *propylamine*, employée pour la première fois, vers 1866, en Russie, par Awenarius, dans le traitement du rhumatisme.

(1) *Gazette hebdom. de méd.*, 1877, pag. 394.

En 1873, Dujardin-Beaumetz l'a employé et préconisé chez nous au même titre, à la dose de 1 gr. 50. Suivant Féréol, la propylamine serait un médicament excellent dans le rhumatisme articulaire aigu, fébrile, et d'autant meilleur que la maladie est plus aiguë et qu'elle a plus de tendance à se généraliser. La diminution de la douleur est le premier phénomène observé, et le soulagement se produit dès les premiers jours de la médication. En même temps le pouls diminue, la température s'abaisse et le gonflement des jointures disparaît. Ces phénomènes coïncident généralement avec l'augmentation très-notable de l'appétit. Les résultats sont moins satisfaisants dans le rhumatisme subaigu. Les seuls inconvénients de cet agent résultent, d'après Paulier, de la composition variable des propylamines du commerce. On n'est pas sûr du médicament qu'on emploie.

Dujardin-Beaumetz l'a remplacé par le chlorhydrate de triméthylamine, composé plus fixe, moins incertain, et qui a la même action dépressive ou calmante que la propylamine sur le pouls, la température et la douleur. Il paraît même avoir une action supérieure à celle de ce médicament dans le traitement du rhumatisme articulaire aigu. On le donne en potion à la dose de 50 centigrammes à 1 gramme dans les vingt-quatre heures.

Quant à l'*acide salicylique*, dont on s'est tant occupé dans ces dernières années, et que M. Fonssagrives appelait en 1878 le *lion thérapeutique du moment*, il est aujourd'hui remplacé par le salicylate de soude. Pour beaucoup, il n'existerait cependant, au point de vue thérapeutique, aucune différence entre l'acide et son sel.

L'*acide salicylique*, ou *phénol carbonique*, a été obtenu en 1838 par Piria, en fondant de l'hydrure de salicyle avec de la potasse. En 1866, Kolbe, l'ayant préparé synthétiquement en dirigeant un courant d'acide carbonique sur de l'acide phénique, fit connaître ses propriétés antiseptiques. Dès 1874, on en abusait en Allemagne, en Angleterre, en Italie et en Amérique, dans les fièvres septiques, éruptives et typhiques. En 1876, Stricker (de Dresde) le conseilla dans le traitement du rhumatisme articulaire aigu. Des quatorze faits sur lesquels il s'appuie, il conclut que l'acide salicylique, au bout de quarante-huit heures et souvent moins, a raison de la fièvre, des douleurs, du gonflement et de la rougeur articulaires. Traube, Riess, en Allemagne ; Towle, Warren, Moore, en Angleterre; Martineau et Germain Sée, etc., en France, ont à leur tour affirmé l'action antirhumatismale de l'acide salicylique.

Il aurait, suivant Stricker, une influence des plus manifestes sur les complications du côté du cœur, qu'il a vues disparaître rapidement ; les rechutes seraient moins fréquentes. A l'exemple de Riess et de Martell,i beaucoup de cliniciens ne partagent pas cette opinion et la trouvent trop absolue.

Stricker, dans le rhumatisme articulaire aigu, bien entendu, car il le proscrit formellement du rhumatisme articulaire chronique, en donne 50 centigrammes à 1 gramme toutes les heures, dans du pain azyme, jusqu'à la disparition des douleurs ; on peut porter la dose jusqu'à 5, 10 et 15 grammes par jour : il ne conseille pas de dépasser ce dernier chiffre.

En raison de l'insolubilité de l'acide salicylique, on a pensé qu'il y aurait avantage à lui substituer les sels qu'il forme avec la soude, l'ammoniaque ou la chaux. Mais Ferréol a prescrit, sans amélioration sensible, le salicylate d'ammoniaque (4 à 6 grammes par jour) contre le rhumatisme articulaire aigu. Le salicylate de chaux a été également recommandé par Martineau, Leger et Lebœuf, comme succédané de l'acide salicylique et de ses composés ; il serait d'un goût plus agréable et d'une action plus sûre. Enfin le salicylate de quinine vient d'être à son tour mis en expérimentation.

Quoi qu'il en soit de ces divers sels, c'est au *salicylate de soude* que l'on a donné généralement la préférence. Facilement soluble et non caustique, G. Sée l'expérimenta un des premiers dans le rhumatisme, et ses recherches l'amenèrent en à recommander l'emploi : Sée en donnait de 9 à 10 grammes par jour dans les cas aigus, 7 à 8 dans les cas subaigus ; mais n'en donnait jamais à des doses massives comme les Allemands, qui, comme Buss, sont allés jusqu'à 20 gram. en vingt-quatre heures ; aussi ont-ils obtenu des effets toxiques.

G. Sée conclut de ses observations, qu'avec le salicylate de soude :

1° Les douleurs cessent en douze heures ou dix-huit heures ;

2° La fluxion articulaire cède en un ou trois jours, mais jamais avant la douleur ;

3° Les mouvements redeviennent faciles en deux ou trois jours ;

4° La fièvre cède, mais jamais avant la disparition complète des douleurs :

Preuve, dit-il, que la fièvre rhumatismale n'est pas essentielle et qu'elle est l'effet et non la cause de la localisation rhumatismale. D'après lui, le salicylate de soude n'agirait que sur la fluxion et la douleur, et empêcherait l'anémie de se produire en abrégeant la durée de la maladie ; mais la guérison ne serait assurée qu'à la condition de continuer encore le remède quelque temps après la cessation des symptômes articulaires. De plus, en abrégeant la durée de la maladie, le salicylate préviendrait les complications viscérales.

Après G. Sée, plusieurs médecins l'administrèrent, et voici ce que Guénau de Mussy, entre autres, objectait à ce remède la même année où G. Sée le prônait : « Le *salicylate, en supprimant* brusquement la fluxion et la douleur articulaires, amène quelquefois une métastase brusque qui peut emporter le malade. »

Chez un certain nombre de sujets atteints de rhumatisme articulaire aigu, du service de M. Bucquoy, et traités par le salicylate de soude, Huber (1) a vu l'administration de ce médicament être suivie d'accidents cérébraux, qu'il attribue à la non-élimination de ce sel par le rein. La même accusation a été portée contre l'acide salicylique par Empis, qui, le 30 juin 1877, voyait succomber un de ses malades après l'administration fractionnée, durant deux jours, d'une première dose de 7 grammes d'acide salicylique et d'une deuxième de 5 grammes, qui avaient été suivies de la disparition des douleurs, de la fluxion et de la fièvre.

Presque simultanément, à Montpellier, à la clinique de l'hôpital St-Eloi, nous constatons un fait analogue (2) chez un jeune militaire

(1) Huber, thèse de Paris, 1880.
(2) Voir le *Montpellier médical*, n° du 2 août 1877.

atteint de rhumatisme polyarticulaire aigu. Rien ne contre-indiquant l'acide salicylique, quatre jours consécutifs on lui en administra les doses de 1 gr. 50 le premier jour, 2 grammes le second, 2 gr. 50 le troisième, 2 gr. 50 le quatrième. Les douleurs avaient complétement disparu, les articulations jouaient parfaitement, mais la fièvre et l'état général avaient empiré. L'acide salicylique fut suspendu; mais le jour même le malade fut pris de délire et mourut dans quelques heures. Il faut bien faire remarquer que, dans ce dernier cas, l'analyse des urines avait montré que l'élimination du salicylate se faisait.

Les faits de ce genre ne manquent pas; Jaccoud nous en fournirait encore. On peut dire que tous les médicaments salicylés ont encouru l'accusation de produire des accidents viscéraux, en déplaçant le rhumatisme. Bouchardat (1), après avoir relaté l'observation d'Empis, se demande si l'on peut impunément arrêter sur place les manifestations articulaires d'un rhumatisme aigu dans sa période d'augment, sans risquer de voir se localiser ailleurs les effets de cette affection si profondément générale. »

Nous n'avons pas été moins émus, quant à nous, en présence du fait observé à Montpellier. Mais est-on absolument certain que le salicylate ou l'acide salicylique soient réellement coupables. L'emploi des autres médicaments a été tout aussi bien traversé par des accidents de cet ordre, qui surviennent d'ailleurs, il faut bien le déclarer en toute justice, même dans les cas de rhumatisme traités par l'expectation pure et simple. Nier la possibilité de la production spontanée de ces métastases serait méconnaître une vérité pathologique depuis longtemps admise. En raison de la mobilité qui fait son caractère fondamental, le rhumatisme articulaire aigu peut très-bien ne pas choisir pour nouveau siége une séreuse articulaire, mais bien une séreuse viscérale : méninges, péricarde, plèvre, péritoine, et cela très-brusquement. L'inverse peut même avoir lieu, nous le savons; le déplacement peut s'opérer des viscères sur les articulations : témoin les trois cas d'endocardite que

(1) Bouchardat, *Bulletin de thérapeutique*, 1877.

Trousseau a vu précéder momentanément l'explosion du rhumatisme articulaire.

M. Fonssagrives (1) garde la plus grande réserve, en parlant du fait de Montpellier. D'après lui, la seule conclusion qu'on en puisse tirer, c'est que la médication salicylée ne prévient pas sûrement ces accidents. Il rapporte même huit cas analogues, qu'il ne trouve pas plus probants. « Il faut d'autres preuves, ajoute-il, pour porter à la charge de la médication salicylée les accidents cérébraux du rhumatisme ; et cette exigence est d'autant plus légitime, que le rhumatisme cérébral se montre dans les traitements les plus divers. En résumé, et sous cette réserve que les doses des salicylates ne doivent pas être poussées trop loin, on peut conseiller la médication salicylée comme constituant une acquisition importante pour la thérapeutique des maladies rhumatismales. »

Ce jugement sur le salicylate date de 1878 ; depuis cette époque, on a continué à expérimenter partout ce médicament ; et, en 1880, M. Vulpian, exposant l'état de l'opinion générale en même temps que son opinion personnelle sur ses effets thérapeutiques, émet comme conclusions que le salicylate n'est utile que seulement dans le rhumatisme multi-articulaire fébrile plus ou moins mobile, c'est-à-dire le vrai rhumatisme articulaire aigu, et à la dose de 4, 6 et 8 grammes.

« Ce qui est toujours le plus frappant dans ses effets, c'est la rapidité avec laquelle il calme les douleurs aiguës du rhumatisme ; si bien qu'un malade dont on pouvait à peine toucher les jointures affectées, les remue parfois de lui-même sans la moindre souffrance, dès le lendemain du jour où il a commencé à prendre ce médicament. »

Le salicylate est impuissant à prévenir ou à enrayer les complications qui se développent malgré lui. « Il n'a aucune action, dit-il, dans l'immense majorité des cas, soit sur la péricardite et l'endopéricardite rhumatismale, soit sur la pleurésie rhumatismale, et j'ajoute que tous les médecins sont d'accord sur ce point. »

(1) Fonssagrives, *Traité de thérapeutique appliquée*, t. II, p. 72.

Enfin, dans une clinique sur le rhumatisme articulaire aigu, faite tout récemment à l'hôpital de la Charité, Hardy (1) déclarait que le salicylate est inoffensif et produit d'excellents effets, si l'on ne dépasse pas la dose de 3, 4, 5 et 6 grammes par jour. *Il l'emploie depuis deux ans sans avoir jamais donné plus de 6 grammes, et il n'a pas eu un seul accident.* Grâce à cet agent, il a vu la durée de la maladie considérablement diminuée et réduite à trois, quatre ou huit jours, au lieu des six semaines d'autrefois. Ce médicament doit être continué pendant dix ou quinze jours, en diminuant progressivement la dose malgré la guérison, si l'on veut qu'elle se maintienne. On arrive ainsi à 2 grammes, que l'on continue encore pendant une dizaine de jours ; car, ajoute-t-il, « le salicylate de soude ne coupe pas le rhumatisme comme le sulfate de quinine coupe la fièvre intermittente ; et, si l'on en cesse trop tôt l'emploi, les phénomènes rhumatismaux reparaissent. »

« Enfin, ajoutait-il, je dois rappeler que le salicylate peut donner lieu à des accidents graves chez les rhumatisants atteints d'une affection rénale, de néphrite albumineuse ; car, dans ce cas, il n'est pas éliminé par les urines. »

M. Pécholier ne pense pas autrement. L'expérience personnelle qu'il a pu acquérir sur ce point, et que plusieurs cas observés actuellement dans son service (voir notre observation n° 7) viennent justifier, l'a amené, disait-il dernièrement dans une de ses attrayantes cliniques à Saint-Éloi, à conclure que le salicylate de soude, auquel on doit donner la préférence sur l'acide salicylique, est un médicament absolument inoffensif dans le traitement du rhumatisme articulaire aigu, à la condition toutefois qu'il soit bien manié. Le salicylate éteint la douleur d'abord, et la fluxion ensuite. Il le prescrit aux doses de 2, 3 et 4 grammes ; il est très-rare qu'avec 4 grammes il n'obtienne pas une grande amélioration. Il est également d'avis qu'afin d'éviter une rechute, on doit en continuer quelque temps l'administration, mais par quantités décroissantes.

(1) *Gazette des hôpitaux* du 9 mars 1882.

En présence d'affirmations aussi autorisées, nous n'hésitons pas à croire que le salicylate est réellement une précieuse acquisition, dont la thérapeutique a le devoir de tirer parti dans le traitement du rhumatisme articulaire aigu. Mais, si nous nous déclarons convaincu qu'il constitue *le meilleur médicament pour combattre l'élément douleur*, nous nous garderons bien de lui abandonner complétement le soin de guérir nos malades, ce que certains sont beaucoup trop portés à faire. Le salicylate prendra sa place dans notre arsenal thérapeutique à côté des autres agents, et nous ne l'utiliserons que conformément aux indications de la méthode analytique, qui seule peut permettre au médecin de ne pas aller à l'aveugle. A l'exemple des Maîtres de cette École, nous nous garderons bien de traiter *en bloc* le rhumatisme; nous le décomposerons en ses divers éléments morbides; nous nous efforcerons de voir la maladie tout entière et non un seul de ses côtés.

Il faudra donc employer le salicylate; mais, dans tous les cas où l'on jugera son administration opportune, plusieurs précautions de premier ordre devront être prises. On devra s'assurer que l'élimination se fait bien. Cette dernière, comme on le sait, s'opère par le rein, et l'apparition du salicylate dans les urines suit de très-près son ingestion ; quelques minutes suffisent pour qu'on puisse y constater sa présence à l'aide d'un procédé très-simple, qui consiste à verser un peu de perchlorure de fer dans l'urine pour la voir, si elle recèle du salicylate (ou plutôt du salicylurate), prendre une coloration violette plus ou moins foncée. Cette petite expérience devra être répétée très-souvent; et, si l'on s'apercevait que l'élimination ne se fît pas ou même se fît difficilement, on devrait suspendre la médication salicylée ; car, nous l'avons vu, on est d'accord pour admettre que le défaut d'élimination est une cause constante d'accidents cérébraux. D'où nous conclurons, avec les praticiens les plus distingués, qu'il y a contre-indication formelle à l'emploi du salicylate chez les albuminuriques, le sel n'étant pas rejeté hors de l'économie dans les maladies du rein. Enfin nous devons ne pas perdre de vue ce fait (1), très-important et parfaitement admis, que

(1) Huber, *loc. cit.*

certains rhumatisants, exempts de toute maladie rénale, par suite de la seule irritation du salicylate sur leurs reins, se comportent comme les sujets atteints de néphrite albumineuse.

A ces contre-indications Bucquoy en ajoute une autre : l'état de grossesse ; il a observé plusieurs avortements consécutifs à l'administration du salicylate.

Quant aux doses à prescrire, les avis sont partagés sur ce point ; mais nous croyons, avec M. Pécholier, que la prudence commande de ne pas donner plus de 6 gr. au maximum dans les vingt-quatre heures. Nous sommes certainement convaincu qu'on peut, avec de plus fortes doses, faire disparaître les douleurs et les fluxions très-vite ; mais, quant à nous, nous nous bornerons à demander au salicylate qu'il calme peu à peu les souffrances de nos malades. Nous suivrons en même temps le conseil de M. Pécholier, en continuant, après les attaques, l'administration du salicylate à faibles doses, afin d'essayer de prévenir les récidives.

Une question pleine d'intérêt est celle de savoir comment agit le salicylate. Voici, d'après M. le professeur Vulpian (1), les différentes théories qui ont été émises sur l'action du salicylate de soude dans le rhumatisme articulaire :

1° La douleur étant le premier symptôme qui disparaisse sous l'influence de la médication, le salicylate de soude agit sur le rhumatisme par ses *propriétés anesthésiantes.*

2° Le salicylate agit spécialement sur l'appareil vaso-moteur ; par son *action vaso-constrictive* sur les vaisseaux des synoviales enflammées, il amène une diminution de la fluxion articulaire.

3° Le salicylate a une *action vaso-dilatatrice* sur tout l'appareil capillaire. Il en résulte que l'hyperémie rhumatismale localisée aux jointures se trouve atténuée par l'hyperémie généralisée due à l'action du salicylate, et que la masse sanguine, qui occupait un département vasculaire limité, se trouve répartie dans toute l'économie.

(1) *Moniteur thérapeutique* du 5 décembre 1881, pag. 228.

4° Le salicylate de soude est un *agent antipyrétique* (les expériences thermométriques de M. G. Séé et l'observation clinique prouvent le contraire).

5° Le salycilate de soude agit en provoquant une *diurèse abondante.*

6° Les effets curatifs du salicylate de soude sont la conséquence de *l'action* de ce sel *sur les ferments et le protoplasma vivant* (Binn).

M. Vulpian, après avoir démontré l'insuffisance de ces diverses hypothèses, propose à son tour la théorie suivante : « Les effets curatifs du » salicylate de soude sont dus à l'action de ce sel sur les éléments ana- » tomiques des tissus articulaires qui sont affectés tout d'abord par la » maladie. Ces éléments, par l'incorporation de ce sel, deviennent » réfractaires à l'irritation particulière que tend à y provoquer le rhu- » matisme articulaire aigu. S'ils ne sont pas encore atteints, le rhuma- » tisme aigu, dès que le salicytate de soude les aura suffisamment » modifiés, n'aura plus de prise sur eux, dans la plupart des cas. S'ils » sont déjà attaqués, l'irritation se calmera avec rapidité. Dès qu'elle » aura cessé, les douleurs articulaires s'apaiseront, le gonflement dimi- » nuera, et, peu de temps après, la fièvre s'éteindra. »

Si la question de savoir comment agit le salicylate dans le rhuma- tisme articulaire aigu n'est évidemment pas encore vidée, cette action ne saurait néanmoins être contestée. Et, sans vouloir entrer plus avant dans les secrets de cette action, nous pouvons constater deux choses que l'observation démontre : 1° que cet agent a d'abord raison de l'é- lément douleur; 2° qu'il agit ensuite sur la fluxion. Sous le bénéfice des indications et des précautions auxquelles son emploi nous paraît su- bordonné, nous croyons que la thérapeutique moderne a réellement fait une conquête-précieuse en s'enrichissant de cette substance.

Le salicylate attire, non sans raison, en ce moment, l'attention des médecins; chacun est intéressé à savoir quelle est sa valeur réelle, quels services on peut en attendre; aussi est-ce pour ce motif que nous avons cru devoir lui abandonner une aussi large place dans l'exposé que nous avions à faire des principales médications employées contre la maladie qui nous occupe.

Nous ne saurions ici, nous l'avons dit, étudier toutes les méthodes et tous les remèdes empiriques qui ont été préconisés contre le rhumatisme articulaire aigu ; il nous suffira de dire que tous les médicaments employés de cette façon l'ont été à haute dose et agissent tous comme altérants; de telle sorte qu'on pourrait facilement en augmenter le nombre en choisissant parmi les différentes substances toxiques, y compris celles que nous avons plus spécialement étudiées.

Quoi qu'il en soit des divers systèmes ou méthodes qui empruntent leur secours, les substances que la thérapeutique fournit le plus souvent au médecin, dans le traitement du rhumatisme articulaire aigu, sont celles que nous avons citées; et, ainsi qu'on pourra le voir d'après les observations annexées à ce travail, elles peuvent rendre des services manifestes.

Avant de clore ce chapitre, nous ne pouvons certainement pas passer sous silence un mode de traitement à la fois ancien et nouveau, qui a fait beaucoup de bruit il y a huit ans, et que peu de médecins ont osé employer : nous voulons parler des *bains froids*.

Lorsque Claude Bernard eut démontré les ravages énormes et irrémédiables causés à l'organisme par des températures excessives et prolongées, la médication par l'eau froide prit de plus en plus racine et s'étendit avec rapidité à un certain nombre de maladies. Ce fut d'abord la méthode de Brand pour la fièvre typhoïde ; puis on songea à combattre par ce même moyen l'hyperthermie et la méningite rhumatismales. Déjà Giannini avait employé l'eau froide contre les manifestations articulaires aiguës de la goutte. Skoda s'était élevé contre le préjugé sous l'influence duquel on se croit obligé d'écraser les rhumatisants sous un amas de couvertures, et avait constaté que l'eau froide dans ces cas, loin de favoriser les complications cardiaques et pulmonaires, les prévient au contraire. Bamberger, à l'hôpital de Vienne, avait, par ses observations, confirmé le dire de Skoda.

Gubler, dans son service à l'hôpital Beaujon, entourait les articulations atteintes par le rhumatisme de compresses froides, et Bernier, qui prétend que ce moyen est peu efficace, affirme du moins son innocuité.

L'eau froide n'avait été appliquée que sur les articulations malades, lorsque Maurice Raynaud, s'inspirant de ce qui avait été fait en Angleterre par Wilson Fox, en 1871, ordonna en 1874 des bains froids à un malade qui lui avait été confié par le docteur Pillot. Ce malade, dont la température s'était élevée jusqu'à 40°4 et qui présentait un délire furieux, se trouve guéri, grâce à des bains de 16° centigrades, en trois jours et demi, à partir du début des accidents cérébraux. Déjà, l'année précédente, le docteur Sydney-Ringer avait, en Angleterre, par ce même moyen, guéri une jeune fille atteinte de rhumatisme aigu, compliqué de péricardite et de pneumonie hypostatique. La même année, le docteur Henri Thompson avait obtenu le même résultat chez deux rhumatisants atteints d'accidents cérébraux, grâce, une fois, à un seul bain à 32°; une autre fois, à un bain tiède suivi de trois affusions froides, faites avec une grosse éponge.

Pour nous, nous pensons, avec M. Raynaud, que les bains froids ne sont indiqués dans le rhumatisme que lorsque la complication cérébrale vient s'y ajouter. Mais est-on sûr toutes les fois que le délire et l'agitation démontrent qu'il y ait méningite ? Que d'individus atteints de fièvre ont du délire ! Que d'individus morts de rhumatisme dit cérébral n'ont présenté à l'autopsie aucune particularité dans leur cerveau ! Aussi Trousseau avait-il groupé ces accidents sous la dénomination de *névrose rhumatismale*, et Wunderlich sous celle de maladie *rhumatoïde à forme nerveuse*. C'est ce qui justifie la place que nous donnons ici à l'hydrothérapie dans le traitement du rhumatisme aigu ; car, quoique la thérapeutique de la complication de cette maladie n'entre pas dans le plan de notre travail, nous devions cependant signaler ce mode de traitement, qui peut trouver quelquefois son indication chez les gens nerveux. Aussi ne croyons-nous ni inutile, ni déplacé, de reproduire ici un conseil d'Ortiz Coffigny sur cette médication (1):

Le bain doit, d'après lui, être administré à la température de 20° à 23°; il est préférable de le donner à une température de 20°, en ajou-

(1) Coutisson, *Formulaire* 1882, pag. 236, 337.

8

tant de l'eau froide. Jusqu'à présent, observe-t-il, les auteurs ne signa-
lent pas de contre-indication absolue à l'emploi de la réfrigération :
celle-ci n'a pas paru influencer les complications antérieures du rhumatisme. Mais il ne faut pas oublier que la méthode réfrigérante offre
ses dangers : des mouvements congestifs violents, des pneumonies, des
pleurésies, des syncopes graves ou même mortelles, ont été observées.

Nous ne nous sommes occupé, jusqu'à présent, que des méthodes
et des moyens qui se rapportent à l'état général du malade; n'oublions
pas de dire qu'il y a à s'occuper aussi des parties dans lesquelles le
rhumatisme a établi son siége, et que l'état local est à son tour une
source d'indications. L'application de vésicatoires, de sinapismes, de
flanelle imprégnée de divers liniments, des frictions, des embrocations
variées, etc., seront utilement employées.

Mais, lorsque le traitement mis en usage aura été suivi d'un heureux
résultat, le médecin n'aura pas encore complétement rempli sa mis-
sion; il ne devra pas perdre de vue celui qui a réclamé ses soins, car le
rhumatisme est sujet à des récidives, qu'il faut s'efforcer de prévenir.
Le malade, tout en continuant pendant plus ou moins longtemps un
traitement antidiathésique, devra être soustrait, autant que possible,
aux conditions que nous avons vues être favorables à la manifestation
du mal ; il évitera avec soin ces courants d'airs, ces vicissitudes atmosphériques, qui ne sont point la cause essentielle du rhumatisme, mais
lui fournissent l'occasion de se produire ; il atteindra le but à l'aide
des règles de l'hygiène, rigoureusement et constamment observées :

1° Eviter les causes de refroidissement du côté de la peau ;

2° Usage de bains domestiques et d'eaux thermales ;

3° Emploi permanent sur la peau de certains tissus (flanelle) ;

4° Usages plus ou moins fréquents de certains excitants extérieurs,
tels que frictions sèches générales ou partielles.

Tels sont les moyens auxquels Réveillé-Parise réduit le traitement
prophylactique de la maladie, et que tous les médecins doivent recommander aussi, mais en ne négligeant pas d'essayer d'atteindre la diathèse.

CONCLUSIONS

Le problème que l'on se pose depuis si longtemps, sur la nature in-time du rhumatisme, n'a pas encore reçu de solution. Il faut donc se borner à décrire le rhumatisme tel qu'il se présente à nos yeux ; en un mot, le définir par ses caractères cliniques, ainsi que nous l'avons fait avec les Maîtres de notre École, croyant avec eux que le rhumatisme articulaire aigu n'aboutit jamais à la suppuration et ne constitue pas, en conséquence, une inflammation.

L'influence de certaines professions, les climats variables, l'habitation de contrées et de demeures froides et humides, ont une action indéniable sur la production et la manifestation de la diathèse rhumatismale, qui, les faits le démontrent, peut être acquise et même héréditaire.

Nous distinguons, dans la maladie qui nous occupe, la cause et l'effet. La cause n'est autre chose que la diathèse; quant aux effets, les attaques de rhumatisme, ils sont en puissance dans l'organisme et se développent quand l'occasion s'en présente.

Le rhumatisme articulaire aigu est une affection bien banale; mais, eu égard aux complications viscérales qui peuvent l'accompagner, il mérite de fixer l'attention du médecin et exige de lui une prudence très-grande dans le choix et le maniement de la médication, quelle qu'elle soit, à laquelle il croira devoir s'arrêter, après en avoir bien pesé les indications et les contre-indications, que nous avons essayé de faire connaître.

Comme conséquence des principes de la méthode analytique que nous adoptons, le traitement du rhumatisme articulaire aigu doit s'adresser à la diathèse, aussi bien qu'aux divers éléments qui le constituent et aux états morbides qui peuvent le compliquer. Il ne nous paraît pas démontré qu'il existe dans l'arsenal thérapeutique si encombré du rhumatisme articulaire aigu un remède spécifique de cette diathèse.

Nous n'hésitons pas à appliquer cette manière de voir même aux médicaments qui captivent et passionnent à cette heure le monde médical : salicine, acide salicylique, salicylate de soude, etc. En raison même de l'intérêt puissant qui s'attache aux études dont ces substances sont l'objet, et dans lesquelles notre École peut revendiquer une part honorable, nous n'avons pas cru pouvoir nous dispenser de leur consacrer une large place dans notre chapitre du Traitement. — Le même motif d'actualité nous a fait donner également une place saillante à la médication par les bains froids.

C'est sur les démonstrations cliniques de nos Maîtres, c'est avec des observations recueillies dans nos hôpitaux, que se sont établies nos convictions sur la question du rhumatisme. Quelques-unes de ces observations nous ont paru devoir être bien placées à la suite de notre travail, pour lui servir en quelque sorte de pièces justificatives.

Nous avons sans doute été très-insuffisant; nous avons dû commettre bien des omissions. Notre seule excuse sera tout entière dans notre inexpérience et dans l'ampleur du sujet que nous avions choisi.

Exposer les principales méthodes de traitement opposées au rhumatisme articulaire aigu, faire connaître enfin l'état actuel de la science sur cette maladie et surtout sur son traitement, tel a été le but que nous nous sommes proposé. Ce que nous avons essayé en même temps dans la modeste mesure de nos moyens, c'est, en glanant en quelque sorte à travers les travaux anciens et modernes, d'une part, de faire sortir une fois de plus de l'oubli immérité où certains affectent de les reléguer, quelques-unes des grandes idées de notre glorieuse École montpelliéraine, et, d'autre part, d'arriver, par le fait d'un simple rapprochement, à démontrer combien ces idées, frappées au coin de la sagesse et

de la prudence, loin d'être condamnées par la science actuelle, en re-
çoivent au contraire leur confirmation. Heureux si nos efforts ont abouti
à mettre en évidence cette double vérité, que les anciens maîtres de
notre École, grâce à leur doctrine clinique avant tout, ont su connaître
et soigner les maladies, et que leurs dignes successeurs, fidèles aux
mêmes principes, tout en se maintenant à la hauteur des découvertes
modernes, continuent à enseigner à leurs élèves quels sont les vrais
moyens, quelles sont les vraies méthodes de l'*art de guérir !*

OBSERVATIONS

Observation Iᵣₑ

Hôtel-Dieu Saint-Eloi, salle Saint-Charles, 24

(Service de M. le professeur Combal)

Griffon (Valentin), vingt-deux ans, soldat au 2ₑ génie, originaire de la Charente-Inférieure.

Entré le 30 mars 1881.

Constitution bonne, complexion robuste. Avant son incorporation, il se livrait aux travaux agricoles.

Antécédents héréditaires : son père, âgé de cinquante-deux ans, est, lui aussi, affecté de la diathèse rhumatismale.

Antécédents personnels : durant le rigoureux hiver de 1880-1881, il a été, avec les hommes de sa compagnie, maintes fois occupé au quartier à faire des déblayements de neige. A la suite d'un refroidissement contracté dans ce travail, il lui survint une angine légère, dont il fut assez tôt débarrassé, quand, il y a trois semaines, il ressentit des douleurs et de la lassitude dans les jambes. Ces symptômes s'accusant de plus en plus, surtout par une douleur dans le genou droit, force lui fut d'entrer à l'infirmerie, où il lui fut fait des frictions avec de l'alcool camphré.

Le 30 mars, il fut transporté à l'hôpital Saint-Éloi, où l'examen fournit les données suivantes :

T. 37°. P. 60. Troubles fonctionnels nuls. La nutrition se fait bien ; il mange moins qu'avant sa maladie, mais toujours avec appétit. Il ne peut pas remuer le bras droit ; l'articulation du poignet présente les signes du rhumatisme articulaire aigu : chaleur, rougeur, gonflement et douleur surtout au mouvement. Les autres articulations ne sont point atteintes.

1ᵉʳ avril. — La veille au soir, T. 38°2; le 1ᵉʳ au matin, 37°2. Douleurs vives. Envelopper l'articulation malade avec ouate ; donner teinture de colchique, vingt gouttes.

4. — La veille au soir, T. 38°. P. 84. — Le 4, au matin, T. 37°5. P. 76. Les douleurs s'exagèrent. Suspendre la teinture de colchique ; donner par cuillerée,

toutes les trois heures, la potion suivante : salicylate de soude, 3 grammes ; eau de tilleul, eau de fleur d'oranger ; sirop de gomme, ââ 30 grammes.

5. — Douleurs diminuées; le malade a dormi. Continuer la potion.

6. — La veille au soir, T. 38°5. P. 80.—Le 6 au matin, T. 39°. P. 100. Cette marche de la température faisant songer à l'élément intermittent; le salicylate est suspendu. Donner valérianate de quinine, 80 centigram. en quatre cachets, à prendre en deux fois, à deux heures d'intervalle, *illicò* dans la matinée.

7. — La veille au soir, T. 38°4. P. 78. — Le 7 au matin, T. 37°5. P. 76. Le malade a souffert un peu plus la nuit. On trouve à l'auscultation un peu de frottement péricardique. Continuer.

8. — La veille au soir et le 8 au matin, T. 37°5. Le frottement n'est pas aussi net. Continuer.

9. — Même état.

11. — Réduction de la dose de la valérianate à 60 centigrammes.

18. — Surviennent des oreillons. Les piliers et les parties postérieures du pharynx sont rouges. Il est recommandé de tenir le malade bien chaudement et de lui faire faire des gargarismes émollients. Fièvre légère.

20. — Mieux. La nourriture est augmentée; un quart rôti. Suspension du valérianate.

22. — Nouvelle poussée rhumatique au genou gauche. Redonner valérianate, 60 centigrammes ; frictionner le genou avec le baume tranquille et l'envelopper de coton.

25. — La veille au soir, T. 36°. P. 60.—Le 25 au matin, T. 37°3. P. 62. — Les douleurs ont empêché le malade de dormir. — Frictions avec baume tranquille, 30 grammes, additionné de laudanum de Sydenham, 2 grammes.

27. — Même état. Donner vin de quinquina, 40 grammes ; continuer les frictions ; suspendre le valérianate.

2 mai. — Poussée dans les épaules et le poignet gauche. Le malade n'a pas dormi de la nuit; fièvre très-légère. — Purgation avec un verre d'eau d'Hunyadi-Janos.

3 mai. — La purge a produit son effet, le malade a eu trois selles. La douleur est insignifiante ; les articulations jouent.

Du 3 mai au 1er juin. — La convalescence a continué.

1er juin. — Depuis la dernière poussée du 2 mai, le malade n'a plus rien éprouvé. Il se sent beaucoup mieux. Les fonctions s'effectuent bien. Un congé de convalescence lui est accordé pour qu'il aille achever de se remettre dans sa famille.

Voir la courbe thermique après la dernière page.)

OBSERVATION II

Hôtel-Dieu Saint-Eloi, salle St-Charles, 28

(Service de M. le professeur Combal)

Philippe François, vingt-deux ans, soldat au 2ᵉ génie.
Entré à l'hôpital le 30 mars 1881.

Constitution bonne, complexion médiocre. Exerçait la profession de mineur avant son incorporation; a mené une vie réglée; n'a jamais eu de maladie antérieurement, si ce n'est, il y a huit mois, une première atteinte de rhumatisme articulaire aigu. Rien de particulier du côté de l'hérédité. Sa profession de mineur explique naturellement l'étiologie de la maladie. Lors de sa première attaque, il dut garder le lit quatre mois. Sa santé était redevenue et était restée excellente jusqu'au 26 mars dernier. Le 25 mars, il s'était couché très-satisfait et sans avoir ressenti aucun froid; il s'éveilla le 26 au matin avec une douleur vive au poignet gauche. Il est demeuré à l'infirmerie quatre jours, durant lesquels, le cou-de-pied et le genou droits étant aussi envahis par la douleur et le gonflement, il s'est trouvé dans l'impossibilté absolue de marcher. Il est porté à l'hôpital le 30 mars.

2 avril. — Le malade éprouve des douleurs vives dans toutes les grandes articulations des membres. L'état général est néanmoins assez satisfaisant; l'appétit est bon, la digestion est facile. Jusqu'à avant-hier, il est allé régulièrement du corps; depuis, constipation.

A l'examen et à l'auscultation du cœur, on remarque un léger abaissement de la pointe; au foyer aortique, le second bruit présente un timbre éclatant, rappelant celui de l'athérôme. Le 1ᵉʳ avril au soir, T. 38°8. P. 92. Le 2 au matin, T. 38°2. P. 88. Prescriptions : teinture de colchique, 20 gouttes ; entourer d'ouate les articulations.

3. — Même état, la constipation persiste. Le 2 au soir, T. 38°8. P. 94. Le 3 au matin, T. 38°2. P. 88. — Même traitement.

4. — La douleur a perdu de son intensité; cependant la fièvre persiste. Insomnie et constipation. Le 3 au soir, T. 38°2. P. 76. Le 4 au matin, T. 37°2. P. 64. — Traitement *utsuprà*.

5. — Le malade souffre moins ; la constipation a cessé : une selle a eu lieu pendant la nuit. La pointe du cœur a repris sa position normale. Le malade a faim ; il voudrait qu'on lui augmentât sa ration, qui est déjà le quart. La veille au soir, T. 38°2. P. 76. Le 5 au matin, T. 37°1. P. 64. — Même médication.

7. — A l'auscultation, éclat très-marqué du second temps au foyer aortique

Le 6 au soir, T. 38°2. P. 94. Le 7 au matin, T. 37°. P. 60. A cause des deux températures du matin et du soir, M. Combal ordonne : valériane de quinine, 80 centigrammes en quatre paquets. Entourer toujours les articulations avec de la ouate. Suspendre la teinture de colchique.

8. — Le malade va beaucoup mieux; les phénomènes observés à l'auscultation sont moins marqués. Les articulations sont presque indolores, le gonflement est insignifiant, les urines sont abondantes.

9. — Les articulations sont complètement dégagées. Température normale.

15. — La convalescence s'est poursuivie jusqu'au 15 mai, et le malade quitte l'hôpital à cette date.

(Voir la courbe thermique après la dernière page.)

Observation III

Hôtel-Dieu Saint-Éloi, salle St-Charles, n° 19
(Service de M. le professeur Combal)

Godet (Jean), soldat au 2e génie, vingt-deux ans. Entre le 19 février 1882 à l'hôpital Saint-Éloi, où il est couché au n° 19 de la salle St-Charles. Au régiment depuis quatre mois.

Tempérament lymphatico-sanguin. Complexion très-forte, constitution bonne.

Antécédents héréditaires : sa mère a eu des rhumatismes.

Antécédents personnels : il a toujours joui d'une excellente santé.

Le 11 février, il a ressenti au genou gauche une légère douleur, qui a augmenté peu à peu. Deux jours après, le genou droit est pris à son tour. Les douleurs n'étaient pas assez fortes pour le faire aliter; il continue même à faire l'exercice. Le 14, les douleurs des genoux augmentent. Le 15, la cheville gauche devient douloureuse et enflée ; ne pouvant plus marcher, il se fait transporter à l'infirmerie, où il reste trois jours, pendant lesquels les douleurs gagnent la cheville droite. Le 19, il est transporté à l'hôpital.

20 février. — Le malade souffre dans les grandes articulations des membres inférieurs, qu'il ne peut remuer. Fièvre assez forte, figure bonne. Rien du côté du cœur ni de l'appareil respiratoire. T. 38°8. P. 100. — Traitement : tartre stibié, 5 centigr. dans un demi-litre d'eau. Régime : bouillon et vin.

21. — Douleurs vives aux deux épaules; fièvre modérée.

22. — Les douleurs sont moins vives aux membres inférieurs, mais exagérées aux épaules; les coudes et les poignets sont envahis.

Le 21 au soir, T. 38° 5. P. 88. Le 22 au matin, T. 38°. P. 84. Traitement :

continuer le tartre stibié. Prendre par cuillerée, de trois en trois heures, potion avec : salicylate de soude, 3 grammes ; eau de fleur d'oranger, eau de tilleul, sirop de gomme, ââ 30 grammes.

23. — Les douleurs ont presque disparu aux jambes ; elles sont diminuées aux bras. Fièvre modérée. 22 au soir. T. 38°3. P. 92. Le 23 au matin, T. 38°3. P. 76.

24. — Mieux très-accentué. Le 23 au soir, T. 38°4. P. 70. Le 24 au matin, T. 37°8. P. 60. Régime : potage et côtelette matin, potage et pruneaux le soir.

25. — Il ne persiste qu'une très-légère douleur au coude gauche et au genou droit ; le malade se lève et marche un peu. Le 24 au soir, T. 37°5. P. 64. Le 25 au matin, T. 36°8. P. 60.

1er mars. — Le malade est complétement débarrassé de ses douleurs et considéré comme guéri.

(Voir la courbe thermique après la dernière page.)

OBSERVATION IV

Hôtel-Dieu St-Eloi, salle Saint-Charles, n° 20

(Service de M. le professeur Combal)

Artigou (Jean), vingt-deux ans, soldat depuis cinq mois au 2e génie. Entré le 19 février 1882 à l'hôpital.

Tempérament lymphatico-sanguin, complexion forte, constitution moyenne.

Antécédents héréditaires : sa mère a eu un rhumatisme qui lui a fait garder le lit pendant cinq ans, au bout desquels elle a succombé à cette maladie.

Antécédents personnels : a eu des croûtes à la tête étant enfant et est très-sujet aux amygdalites. Il y a trois ans, il a eu une première attaque de rhumatisme, qui le tint au lit un mois ; fut frictionné avec de l'huile camphrée, mais ne prit rien à l'intérieur.

Maladie actuelle : le 11 février 1882, vers quatre heures du soir, il a senti un malaise général et s'est couché aussitôt. Pendant toute la nuit, frissons ; le lendemain, douleurs dans toutes les grandes articulations, mais principalement celles des épaules. Il est resté deux jours dans la chambre. Le 15, il est passé à l'infirmerie, où il a été purgé dès son entrée. Il est porté à l'hôpital le 19.

20 février. — Le malade est couché sur le dos ; il souffre beaucoup des deux genoux et de l'épaule gauche. Rien à l'auscultation du côté du cœur et de l'appareil respiratoire. Le malade est inondé de sueur. Fièvre. Le 19 au soir, T. 38°3. P. 94. Le 20 au matin, T. 38°4. P. 88.

Traitement : frictions avec baume tranquille laudanisé.

Régime ; bouillon et vin.

21, 22. — La fièvre a augmenté. T. 39°. P. 94. — Même traitement.

23. — Les douleurs ont diminué d'intensité, ainsi que la fièvre. Le malade demande à manger. Le 22 au soir, T. 38°3. P. 80. Le 23 au matin, T. 37°2. P. 64. — Même traitement. — Régime : potage et côtelette, matin ; potage et pruneaux, soir. Dès le 23 février, les douleurs diminuent insensiblement.

25. — Le malade se lève et marche facilement.

26 et 28. — L'amélioration se maintient, et, le 28, il ne reste plus qu'une très-légère douleur au genou gauche.

2 mars. — Le malade est complétement guéri.

(Voir la courbe thermique après la dernière page.)

OBSERVATION V

Hôtel-Dieu Saint-Éloi. Chambre particulière
(Service de M. le professeur Combal)

J. Guillaume, infirmier-major à l'hôpital Saint-Éloi, quarante-quatre ans, célibataire. Atteint de rhumatisme polyarticulaire généralisé. Tempérament lymphatique. Complexion bonne, constitution très-faible.

Il a eu (fait très-bizarre!) deux fois la variole dans son bas âge, et deux fois la rougeole à quatorze et à trente-deux ans ; en outre, deux pleurésies, une fièvre typhoïde à vingt-cinq ans, et à deux reprises a vomi du sang, une fois à la suite d'un effort. Depuis huit ans qu'il est infirmier à l'hôpital, il a éprouvé deux légères atteintes de rhumatisme. Deux mois avant la maladie actuelle, le malade, qui sue habituellement des pieds, vit la sueur ruisseler de ses talons. C'est à ces deux points même qu'ont apparu, le 23 janvier, les premières douleurs, qui cependant ne l'ont pas empêché de continuer son service. Celles-ci envahirent bientôt les articulations tibio-tarsienne, puis les genoux ; enfin, vaincu par la souffrance, le malade fut obligé de s'aliter le 28 janvier 1882.

28 janvier. — Le malade est couché sur le dos, la figure est pâle ; les lèvres, la langue et les dents, sont recouvertes de fuliginosités; les genoux et les pieds douloureux et enflés. Rien du côté du cœur et de l'appareil respiratoire. — Le 27 au soir, T. 39°. P. 90. Le 28 au matin, T. 38°5. P. 83.

Traitement : sulfate de quinine, 60 centigrammes. Frictions avec baume tranquille laudanisé.

A partir de ce jour jusqu'au 12 février, toutes les autres articulations ont été successivement prises. Passant des hanches aux reins, aux membres inférieurs, les douleurs se sont même portées sur les articulations temporo-maxillaires.

Le 2 février, la quinine a été suspendue et remplacée par la poudre de Dower, 60 centigrammes en quatre fois par vingt-quatre heures.

Dans la nuit du 12 au 13, vers deux heures du matin, les douleurs abandonnèrent les articulations, subitement redevenues libres et indolores. En même temps survenait un malaise général. Le malade dit qu'« il se sentait en aller. » L'interne, appelé en toute hâte, trouva la face cyanosée et constata une asphyxie imminente. Immédiatement, il appliqua aux pieds des sinapismes; à la partie interne des cuisses, un vésicatoire; sur la région précordiale, des ventouses sèches, et fit en même temps administrer un lavement purgatif. Les phénomènes asphyxiques cessèrent rapidement et les douleurs reparurent aux articulations. Une circonstance à noter: on avait allumé ce jour-là, pour la première fois, un poêle dans la chambre.

Le 13 février, toute médication fut interrompue.

Le 14. — La température atteignait 39°5. Le 15 et le 16, elle dépassait 39°, et, à partir du 17, elle allait en s'abaissant, en même temps que les douleurs diminuaient insensiblement.

Le 24. — Le malade entrait en pleine convalescence.

Le 10 mars, nous constatons que la convalescence continue.

(Voir la courbe thermique après la dernière page.)

OBSERVATION VI

Hôtel-Dieu Saint-Eloi, salle St-Charles, 5
(Service de M. Pécholier, professeur agrégé

Estlinger (Camille), soldat au 2e génie, vingt-deux ans, natif de Montségur (Gironde).

Entré à l'hôpital St-Eloi le 25 février 1882, couché au n° 5.

Tempérament lymphatico-sanguin, constitution et complexion assez faibles.

Antécédents héréditaires : néant.

Antécédents personnels : Rougeole à seize ans ; fièvre typhoïde à dix-sept. La maladie actuelle a débuté dans la nuit du 12 au 13 février 1882. S'étant levé du lit cette nuit-là, il a ressenti une vive douleur au pied gauche. Il dut se faire dispenser du service et garder la chambre deux jours. Les douleurs ne faisant qu'augmenter, il passe à l'infirmerie, où il est resté treize jours. Pendant ce temps, les douleurs ont envahi successivement les articulations des membres inférieurs dans l'ordre suivant : genou gauche, cuisse droite, cuisse gauche, genou et pied droits. Les articulations douloureuses étaient plus ou moins enflées.

28 février.— Le malade est couché sur le dos, sa figure est pâle, il ne peut pas remuer les membres inférieurs, dont les articulations sont douloureuses et enflées. L'auscultation ne décèle rien du côté de l'appareil respiratoire; le cœur fait entendre un léger souffle au premier temps et à la pointe. Le 27 au soir, T. 39°5. P. 94; le 28 au matin, T. 39°. P. 88. — Traitement : poudre de Dower, 60 centigr., en quatre paquets; frictions avec baume tranquille laudanisé.

1er mars. — Même état. — Suspendre la poudre de Dower ; prendre huit paquets de salicine, de 75 centigrammes chacun.

Du 2 au 6. — La fièvre a augmenté, les douleurs deviennent plus intenses ; elles envahissent les articulations des membres supérieurs, d'abord celles du bras gauche, puis celles du bras droit. Le 1er au soir, T. 40°4. P. 120. Le 2 au matin, T. 39°3. P. 100.

6. — Les articulations sterno-claviculaires deviennent également douloureuses. La veille au soir, T. 40°6. P. 120. Le 6 au matin, T. 38°2, P. 88.

7. — La veille au soir, T. 38°2. P. 90. Le 7 au matin, T. 38°5. P. 80. — La poudre de Dower est suspendue, et M. Pécholier ordonne, comme antipyrétique, sulfate de quinine, 1 gram. 30 cent., avec extrait gommeux d'opium, 5 centigram., à prendre en dix paquets, les premiers chaque deux heures, et les quatre derniers, chaque trois heures.

8. — Le malade se sent mieux ; les douleurs ont diminué, ainsi que la fièvre. Du 9 au 11. — Le mieux ne fait que s'accentuer.

11. — Le malade est presque rétabli. Plus de fièvre. La dose de sulfate de quinine est abaissée: sulfate de quinine, 1 gram., avec extrait gommeux d'opium, 3 centigrammes, en six pilules.

13. — Les douleurs ont disparu, ainsi que la fièvre.— Sulfate de quinine, 60 centigrammes, avec extrait gommeux d'opium, 3 centigrammes, en quatre paquets.

14. — Guérison complète. Suppression définitive de la quinine.

(Voir la courbe thermique après la dernière page.)

OBSERVATION VII

Hôtel-Dieu St-Eloi, salle St-Lazare, 8
(Service de M. Pécholier, professeur agrégé)

Flaccaud (Léon), cinquante-ans, né dans le département de la Loire, domicilié à Montpellier, où il exerce la profession de chapelier. Assez bonne constitution ; complexion moyenne ; tempérament lymphatique. Rien à noter du côté de l'hérédité. Pour ce qui est des antécédents personnels, seulement quelques bronchites.

Il est venu à St-Éloi pour une bronchite le 15 février 1882, lorsque, en pleine convalescence et se disposant à partir, il a ressenti, le 1er mars, de violentes douleurs à la région lombaire.

2 mars. — Le malade est couché sur le côté gauche ; il souffre beaucoup des reins et du genou droit. Fièvre. Le 1er au soir, T. 39°2. P. 94. Le 2 au matin, T. 38°3. P. 88. Rien au cœur. — Traitement : poudre de Dower, 50 centig.

3. — Douleurs très-vives au genou droit, au coude et à l'épaule droite. Le 2 au soir, T. 39°3. P. 94. Le 3 au matin, T. 38°3. P. 80. — Traitement : tisane de chiendent, nitrate de potasse, 8 gr., et poudre de Dower, 50 gr.

4. — Les douleurs envahissent le poignet droit.

5. — Les douleurs abandonnent les articulations droites et passent aux articulations correspondantes gauches.

6. — Vives douleurs aux articulations, tant gauches que droites.

7. — Même état que la veille. Le 6 au soir, T. 39°. P. 84. Le 7 au matin, T. 38°. P. 74. — Traitement : suspendre les prescriptions précédentes et donner en quatre fois salicylate de soude, 4 gr., dans portion gommeuse, 120 grammes.

8. — Mieux sensible ; la douleur a beaucoup diminué.

11. — Les articulations sont complétement dégagées. Pouls et température à l'état normal. — Traitement : 2 gr. de salicylate au lieu de 4.

14. — Le malade est complétement rétabli.

(Voir ci-après la courbe thermique.)

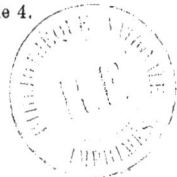

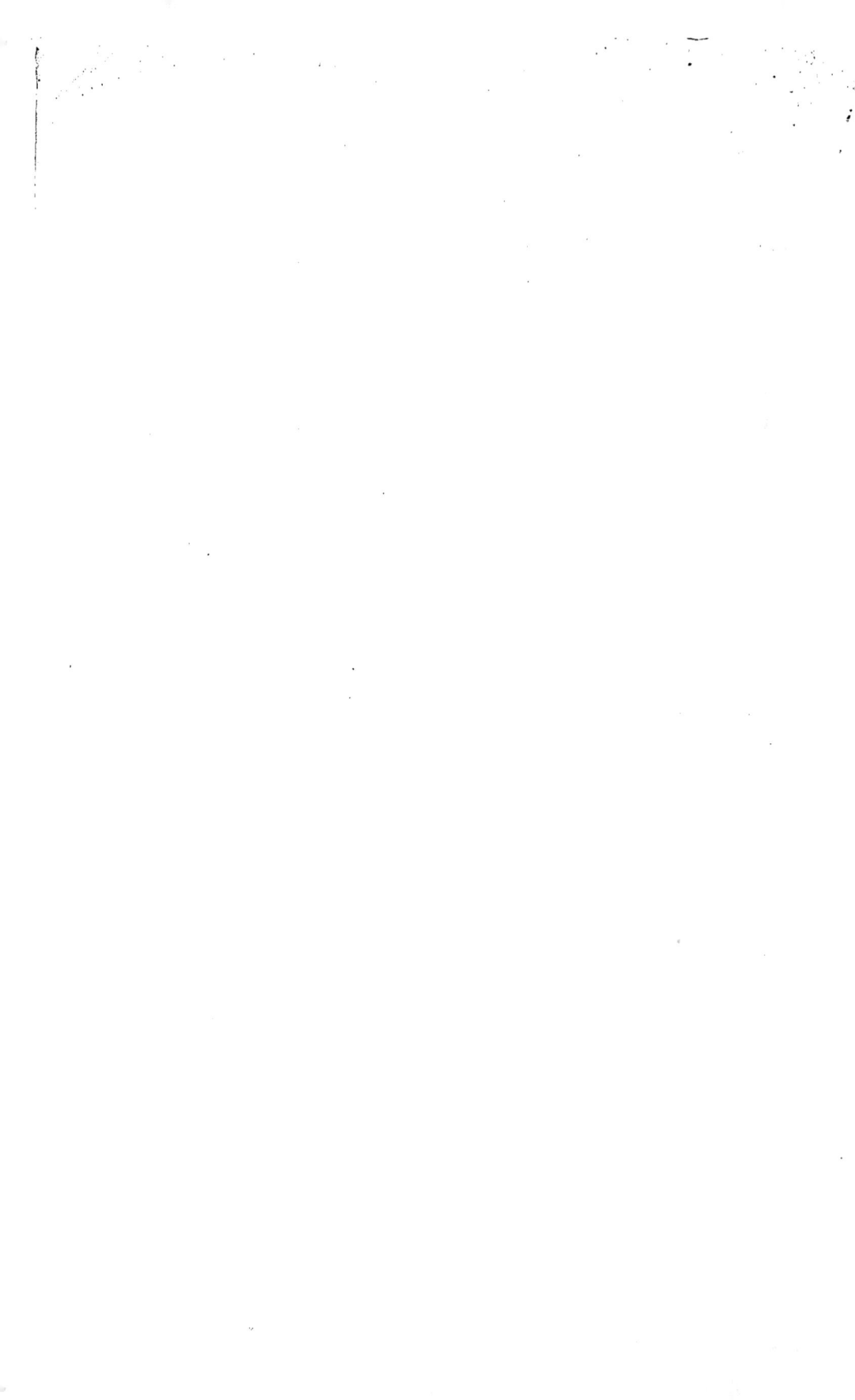

www.ingramcontent.com/pod-product-compliance
Lightning Source LLC
Chambersburg PA
CBHW071256200326
41521CB00009B/1788